BASTEI
LÜBBE

Claire Beeken
Rosanna Greenstreet

MEIN KÖRPER MEIN FEIND

Aus dem Englischen von
Barbara Ritterbach

BASTEI LÜBBE

BASTEI-LÜBBE-TASCHENBUCH
Band 61422

Deutsche Erstveröffentlichung

Originally published in English by Thorsons, a Division of HarperCollinsPublishers Ltd
Originaltitel: MY BODY, MY ENEMY: My thirteen year battle with anorexia nervosa

Redaktion: Birgit Kiefer
Einbandgestaltung: Manfred Peters
Printed in Great Britain September 1998
Titelfoto: Autorin
Satz: hanseatenSatz-bremen, Bremen
Druck und Bindung: Cox & Wyman, Ltd
ISBN 3-404-12849-4

Anmerkung

Zum Schutze der Unschuldigen – und der Schuldigen – habe ich einige Namen geändert bzw. weggelassen. Ich bin froh, daß ich inzwischen in der Lage bin, meine eigene Lebensgeschichte zu erzählen; um so mehr belastet es mich, daß ich andere weiterhin schützen muß.

Claire Beeken

Ich widme dieses Buch meiner lieben Freundin Caraline. Caraline, ich habe Dir versprochen, daß Dein Name noch zu meinen Lebzeiten in aller Munde sein würde. Ich habe mein Versprechen gehalten.

Claire Beeken

Erstes Kapitel

Der Mann, der mein Leben auf dem Gewissen hat, war als Weihnachtsmann verkleidet. Wir – Großmutter, meine Eltern, mein großer Bruder Michael, mein kleines Schwesterchen Lisa und ich – saßen im Wohnzimmer, als er mit seinem weißen Bart, dem roten Umhang und einem polternden »Hohoho« hereinkam. Damals – ich war gerade drei – erkannte ich ihn nicht; und das Merkwürdige ist, daß ich, auch wenn ich mir heute den Videofilm von Weihnachten 1973 anschaue, in ihm nicht meinen Großvater sehe.

Großvater und Großmutter waren die Eltern meines Vaters. Sie lebten in Luton in derselben Straße wie wir, und wir hatten ein sehr enges Verhältnis zu ihnen. Jeden Sonntag kamen sie entweder zum Mittagessen zu uns, oder wir gingen zu ihnen. Michael und ich himmelten die beiden an, und es gab keinen Grund, das nicht zu tun. Großmutter war rundlich und machte immer irgendeine Diät, aber sie aß einfach zu gern. Sie hatte dunkelgraues Haar und rauchte damals.

Auch Großvater war Raucher. Er liebte seine Pfeife und hatte sie ständig im Mund, sogar dann, wenn sie gar nicht an war. Er hatte eine Hakennase, und sein schlohweißes Haar wurde unter dem Filzhut, den er dauernd trug, langsam spärlich. Seine sommersprossige Haut ließ darauf schließen, daß er früher einmal kupferrotes Haar gehabt hatte. Michael und ich hatten Großvater besonders gern, weil er immer Süßigkeiten für uns hatte. Auch Sabre, unser Hund, schnüffelte ständig an seinen Hosentaschen. Großvater kramte daraufhin meist in seiner Tasche, zog sein weißes Taschentuch und die Pfefferminzbonbons hervor, die er immer bei sich hatte, dann grub er noch ein bißchen tiefer und überraschte jeden von uns mit einem Schokoriegel.

Unsere Eltern waren arm und hatten es schwer, als wir klein waren. Papa arbeitete auf der anderen Straßenseite in einer Fabrik, die Kugellager herstellte. Sobald er abends nach Hause kam, verschwand Mama zu ihrem Putzjob in dieselbe Fabrik. Mein Vater arbeitete auch an den Wochenenden, und sonntags saß Mama mit uns Kindern immer vor dem Fernseher, und wir schauten uns den Nachmittagsfilm an. Ich schwärmte für die alten Elvis-Filme; meine Mutter sah alles gern, solange Mario Lanza darin vorkam. Manchmal zeigte Mama aus dem Fenster und sagte: »Guckt mal, da ist Papa.« Wir drehten uns um, und tatsächlich, da stand er auf dem Dach der Fabrik, in einem schwarzen Kittel, auf den der Fabrikname aufgedruckt war, und winkte uns zu.

Als meine Schwester drei Monate alt war, waren die finanziellen Probleme meiner Eltern ihre kleinste Sorge. Lisa litt an Atemschwierigkeiten, und zunächst vermutete man, es handele sich um Mukoviszidose. Schließlich diagnostizierte man schweres Asthma, und die Ärzte sagten meinen Eltern, daß Lisa mit aller Wahrscheinlichkeit vor ihrem 18. Geburtstag sterben würde. Meine armen Eltern waren ständig mit Lisa im Krankenhaus und mein Bruder und ich immer häufiger bei Großmutter zu Besuch.

Großmutter war eine tolle Köchin – sie konnte leckere Pfannekuchen backen und machte die wunderbarsten Bratkartoffeln. Sie kochte mit ziemlich viel Fett; der Geruch stieg einem in die Nase, sobald man zur Tür hereinkam. Großmutter und Großvater besaßen ein typisches Alte-Leute-Haus: Im Flur lag ein braun-orange gemusterter Teppich, und im Wohnzimmer standen Großmutters Orgel und in einer länglichen, altmodischen Vitrine ein Schallplattenspieler. Die Schallplatten gehörten Großvater; er hörte gern populäre Songs wie ›Downtown‹ von Petula Clark oder ›Stupid Cupid‹ von Connie Francis. Der Kamin verschwand fast völlig unter einem Wust alter Familienfotos, und an der gegenüberliegenden Wand hing ein Teppich mit einem Hirsch darauf – ich liebte diesen Teppich über alles.

Die Treppe wand sich hinauf zum ersten Schlafzimmer, das Großvater bewohnte. Es war ein karger Raum mit einem Kleiderschrank und zwei einzelnen Betten. Neben dem Bett lagen keine Bücher, denn er las nicht. Daneben war die Toilette mit der knarrenden Tür und dem kalten Linoleumboden. Hier roch es nach Krankenhaus, und manchmal gab es statt Toilettenpapier nur ein Stück Zeitung. Im Badezimmer stand eine Wanne aus weißer Emaille mit Kalkablagerungen an den Wasserhähnen – dennoch war das Haus nicht schmutzig, nur alt.

Meine Großeltern hatten getrennte Schlafzimmer; in Großmutters standen ein Doppelbett, ein Waschtisch und eine laut tickende Uhr. Neben dem Bett lagen immer Bücher aus der Bibliothek, von Catherine Cookson oder Jean Plaidy, eine Lesebrille mit dicken Gläsern und religiöse Dinge wie Rosenkränze oder Andachtsbildchen. Schließlich gab es noch einen winzigen Abstellraum, in dem Großmutters große braune Nähmaschine untergebracht war, mit den faszinierenden Pedalen, auf die ich so gern trat.

Der Garten meiner Großeltern war eine Sonnenoase. Man machte die Küchentür auf und lief mit zwei Schritten zu dem Kohlenbunker hinunter, von dem wir Kinder liebend gern hinuntersprangen. »Runter mit euch!« brüllten die Erwachsenen dann jedesmal. Aber wir wußten, daß Großvater uns dort oben hinaufsetzte, wenn wir lieb waren. Wir durften uns dann nicht rühren, bis er uns wieder hinunter hob, damit wir uns nicht weh taten. Ein schmaler Betonweg führte durch den Garten, und auf jeder Seite stand ein Apfelbaum. Hinter den Bäumen lag der Schuppen, in dem Großvater schreinerte. Er hatte früher als Zimmermann gearbeitet und konnte die tollsten Möbelstücke anfertigen.

Ich war sieben, als Großvater in Rente ging; ich erinnere mich noch gut daran. Mein Vater hat damals auf dem Fest ein Foto von mir gemacht – ich trage ein blaugepunktetes Kleid und zwei pinkfarbene Schleifen im Haar.

Mit neun Jahren faßt er mich zum ersten Mal an. Seit kurzer Zeit erlauben mir meine Eltern, alleine Tee zu kochen, und ich kann es kaum erwarten, ihm meine neue Fertigkeit vorzuführen. Großmutter ist nicht zu Hause, und ich fühle mich sehr erwachsen, als ich in der Küche stehe, darauf warte, daß das Wasser endlich kocht, sorgfältig die richtige Menge Teeblätter in die weiße Kanne mit dem Sprung fülle und nicht zueinander passende Tassen und Untertassen bereitstelle. Ich bin überrascht, als Großvater von hinten kommt und mich an sich zieht. Noch überraschter bin ich, als er mich zu sich herumdreht, sich vorbeugt und mich hart auf die Lippen küßt. Sein naher Tabakatem raubt mir den Atem. »Ich liebe dich, ich liebe dich sehr«, flüstert er, während seine fleckigen alten Hände wie giftige Spinnen über meinen Körper kriechen. Gefangen in der sonnendurchfluteten Küche, überkommt mich ein Gefühl des Unbehagens, und meine Unschuld beginnt zu schwinden.

Das nächste Mal geschieht es wieder, als Großmutter fort ist. Eines Nachmittags gehe ich zu ihnen und treffe Großvater vor dem Fernseher an. Er liebt alte Filme und wettet gern, und man kann sicher sein, daß er sich entweder ein Pferderennen ansieht oder einen alten Schwarzweißfilm. Ich koche Tee und setze mich neben ihn.

»Ich würde dich sehr gern mit in mein Boudoir nehmen«, sagt er leise. Boudoir? Ich weiß nicht, was ein Boudoir ist. Während ich das Wort in Gedanken hin und her wende, sagt er: »Küß mich.« Ich küsse ihn rasch auf die Wange, wie man das als kleines Mädchen macht. »Nein, auf die Lippen. Richtig«, beharrt er, packt mein Gesicht und zwingt meine Lippen auf seine. Als er mich losläßt, sprudelt es aus mir heraus: »Was ist ein Boudoir, Großvater?«

»Ich zeige es dir«, antwortet er; und das tut er dann auch.

Zweites Kapitel

Vielleicht habe ich das, was Großvater getan hat, ja nur geträumt, aber die Schmerzen zwischen meinen Beinen sind Wirklichkeit. Er sagte, er habe das gemacht, weil er mich liebt, und ich glaube ihm. Großvater gibt mir das Gefühl, jemand Besonderes zu sein, und da sich alle Aufmerksamkeit auf meine kranke kleine Schwester richtet, genieße ich dieses Gefühl. Ich weiß, daß meine Eltern mich lieben. Trotzdem bin ich eifersüchtig auf Lisa und ihre Krankheit, die so viel von ihrer Zeit beansprucht. Großvater zeigt mir seine ganze Liebe, und anfangs klammere ich mich daran. »Liebst du mich heute nicht, Großvater?« frage ich, wenn er mich nicht berührt.

Was er mit mir macht, tut weh, aber ich denke einfach an andere Dinge: an Wiesen und Blumen und ganze Episoden von Fernsehserien. Ich liege da, spiele in Gedanken die Geschichten nach, während der Wekker mit dem weißen Zifferblatt neben Großvaters Bett meine Kindheit hinwegtickt. Danach fühle ich mich wie ein Zombie. Ich esse den Schokoriegel, den er mir jedesmal gibt, und gehe wie in Trance nach Hause – tagsüber allein, in der Dunkelheit in Großvaters Begleitung.

»Warum küßt du Claire immer, Großvater?« fragt meine Kusine. Wir sitzen vor dem Fernseher; der Rest der Familie ist draußen. Großvater kommt immer wieder zu uns herein, beugt sich über die Sofalehne und drückt mir feuchte Küsse auf die Stirn. Großvater beantwortet die Frage nicht, er sieht mich nur an und zwinkert mir zu. Mir ist Großvaters Aufmerksamkeit unangenehm, und ich wünschte, ich könnte einfach wie eine Münze zwischen die Sofakissen rutschen.

Ich liebe Großvater, doch das, was er mit mir macht, kommt mir nicht richtig vor. Ich muß unbedingt herausfinden, ob es normal ist. »Was macht dein Großvater mit dir?« frage ich ein Mädchen aus meiner Klasse aus. »Er geht mit mir in den Park, kauft mir ein Eis, und wir haben Spaß zusammen«, erzählt sie strahlend. »Kuschelt er mit dir«, frage ich. »Ja, er kuschelt mit mir«, antwortet meine Klassenkameradin. »Und was macht er noch?« forsche ich weiter. »Nichts, wieso?« sagt sie. »Ach nur so«, antworte ich und wechsele schnell das Thema.

Allmählich fürchte ich mich davor, allein zu meinem Großvater zu gehen. Großmutter ist oft weg – bei ihrer Schwester oder ihrem Sohn; und einmal fährt sie für sechs Wochen zu ihrem Bruder nach Kanada. »Warum besuchst du Großvater nicht?« drängt Mama mich immer wieder. »Du weißt doch, daß du sein Liebling bist.« Ich würde am liebsten jedesmal schreien: »Aber ich will nicht Großvaters Liebling sein. Ich fühle mich nicht wohl dabei. Es ist kein gutes Gefühl, Großvaters Liebling zu sein.« Doch ich lasse meinen Schmerz nie heraus. Statt dessen setzt er sich in meinem Kopf fest. Ich reagiere mit bohrenden Kopfschmerzen, liege da und halte meinen Kopf, während eine Ratte an meinem Schädel zu nagen scheint. Außerdem weine ich oft, aber nie in Gegenwart von anderen. Ich kauere in meinem Bett unter dem Fenster und bitte Gott unter Tränen, mich zu sich zu holen. Ich entschuldige mich ständig bei ihm, denn ich habe das Gefühl, sehr böse zu sein. Warum sonst läßt er es zu, daß mir das alles passiert? Warum sonst werde ich so bestraft?

Im Herbst feiere ich meinen zehnten Geburtstag, und zu dieser Zeit werden meine Kopfschmerzen häufiger. Es fällt mir auch immer schwerer zu essen – ich werde das Gefühl einfach nicht los, daß etwas Unangenehmes passiert, wenn ich mir etwas in den Mund stecke. Meine Eltern merken davon erst nichts, denn ich bin von Geburt an eine schlechte Esserin. In den ersten Monaten hatte ich Atemprobleme und konnte nicht gleichzeitig essen und atmen; ich mußte wie ein kleines Vögelchen gefüttert werden, jede Stunde, 24 Stunden lang. Auf dem Video von meiner Taufe sehe ich aus wie ein Kriegsbaby in den Fernsehnachrichten.

Ich entwickle mich zu einer sehr wählerischen Esserin; vor allem das Schulessen ist mir zuwider, und das ärgert Frau Speck. Ihr richtiger Name ist Frau Soundso, aber aus irgendeinem Grund hat sich der Name Frau ›Speck‹ in meinem Kopf festgesetzt. Eines Tages besteht sie darauf, daß ich bleibe und mein Essen aufesse, das ich wie üblich kaum angerührt habe. Die anderen Kinder stürmen hinaus auf den Spielplatz, und ich bleibe im Speisezimmer zurück und höre aus der Ferne ihr Gejohle. Frau Speck sitzt in ihrem blaßgemusterten Overall neben mir und zwingt mich zu essen. »Mir wird schlecht, wenn ich noch mehr essen muß«, protestiere ich und starre in meine Schüssel mit Grieß. »Du wirst das essen«, beharrt sie. Ich esse noch einen Löffel, und mein Körper wird von einem gewaltigen Würgen erschüttert. Da fliegen der Kohl, das Püree, das Fleisch und der Grieß mit dem kleinen Klecks Marmelade – alles über die blaue Tischplatte und auf den Boden. Frau Speck ist entsetzt und scheucht mich, so schnell sie kann, zum Sanitätsraum. Erleichtert fliehe ich von ihr, während sie mein Essen mit einem Desinfektionspuder bedeckt.

Mit zunehmendem Alter weigere ich mich, irgend etwas zu essen, dem man auf den ersten Blick ansieht, daß es Fisch oder Fleisch ist. Genüßlich stopfe ich Würstchen, Hamburger oder Fischstäbchen in mich hinein, rühre aber weder Schinken noch Roastbeef oder Lamm an. Ich mag Hähnchen – abgesehen von der Haut –, und aus irgendeinem Grund esse ich niemals ein Sandwich, es sei denn, meine Mutter oder ich selbst haben es gemacht.

Meine Eltern sind daran gewöhnt, daß ich ein schwieriges und mageres Kind bin. Aber als ich im Herbst 1980 noch schwieriger und magerer werde, beginnen sie sich Sorgen zu machen. Nachdem ich wegen Migräne mehrere Tage nicht in der Schule war und nichts gegessen habe, geht Mama mit mir zum Arzt. Mein rapide sinkendes Gewicht und die unerträglichen Kopfschmerzen deuten auf eine Hirnhautentzündung, und ich werde schnellstens in die Kinderklinik des Klinikums Luton und Dunstable überwiesen, wo entsprechende Tests gemacht werden sollen.

Zunächst stecken sie mich in ein Einzelzimmer, und alles ist schrecklich. Ich stochere in dem ungenießbaren Essen herum und langweile mich, weil ich nicht aufstehen darf. Das schlimmste ist, daß ich die Schule versäume. Ich finde Schule eigentlich schrecklich, aber dieses Jahr soll ich im Weihnachtsspiel die Jungfrau Maria spielen. Großmutter hat mir eine bemalte Statue von Maria geschenkt, die in meinem Zimmer auf dem Fensterbrett steht und die ich immer vorsichtig auf mein Bett herunterhebe, um sie zu entstauben. Sie ist mein ganzer Stolz, und schon seit Kindergartenzeiten ist es mein Traum gewesen, einmal die Maria zu spielen. Die Proben zu dem Stück haben begonnen, und ich habe Angst, daß meine Ersatzspielerin sich die Rolle unter den Nagel reißt, während ich im Krankenhaus liege. Sie heißt Fleur. »Das ist Französisch und heißt Blume, wißt ihr«, prahlt sie hochnäsig.

Nach ein paar Tagen bringt Papa mir den kleinen Schwarzweißfernseher, den wir immer mit in den Campingurlaub nehmen. Als ich im Bett liege und mir das Ende eines Films anschaue, kommt eine Krankenschwester herein. Sie setzt sich und sagt mir, daß sie mir eine Geschichte aus *Black Beauty* vorlesen möchte – ich liebe *Black Beauty* und stelle mir gern vor, ich sei die Jenny. Gerade mache ich es mir gemütlich, um die Geschichte zu hören, als die Schwester sagt: »Wir machen bei dir heute nachmittag eine Lumbalpunktion.«

»Tut das weh?« frage ich. »Nur ein kleines bißchen«, sagt sie, dann schaut sie weg und vertieft sich in die Geschichte. Ich sehe an ihrem Gesicht, daß sie lügt.

Der Raum der Schmerzen liegt hinter der Doppeltür am Ende der Station. Dort werden Bluttests gemacht und Injektionen verabreicht; er enthält ein Bett und einen Bildschirm, und man sieht direkt in den Garten der Klinik. Ein Arzt und vier Schwestern sind im Zimmer, und auch wenn ich keine Nadeln sehen kann, ich kann sie riechen. »Klettere auf das Bett, Claire, und leg dich auf den Bauch«, sagt der Arzt hinter seinem weißen Mundschutz. Starr vor Angst lege ich mich auf das Bett. Die Schwestern versammeln sich um mich herum und richten meinen Körper für die Prozedur her. Ich habe ein weißes Hemdchen an, das am Rücken offen ist, und keinen Schlüpfer, und mein Hinterteil liegt kalt und entblößt da. Rums! – da haut die Spritze rein. Ich schreie vor Schreck und trete nach den Schwestern. Sie drükken meinen Rücken nach unten und halten mir Arme und Beine fest. »Wenn du ruhig hältst, sind wir ganz schnell fertig«, sagt eine von ihnen. Nach einer Weile höre ich, wie der Arzt den Schwestern Anweisungen gibt: »Und noch eine!« Ram! Da kommt die nächste Spritze. Ich zappele wie eine harpunierte Robbe und schreie und schreie, bis das Beruhigungsmittel wirkt und ich nicht mehr schreien kann. Dann drehen sie mich auf die Seite und führen eine riesige Nadel in meine Wirbelsäule, um Flüssigkeit aus der Nähe meines Gehirns abzuleiten, und ich fühle nichts mehr.

Nach der Lumbalpunktion winde ich mich vor Schmerzen, mein Kopf tut mir immer noch weh, und ich werde mit Schmerzmitteln vollgepumpt. Das Krankenhausessen ist mir zuwider. Während der nächsten Tage drängen die Schwestern mich zum Essen, was ich nicht begreife. »Was soll das?« frage ich. »Ich habe keinen Hunger.« Dann beginnen die Drohungen. »Wenn du nicht bald ißt, Claire, müssen wir dich über einen Tropf ernähren.« Sie verlegen mich auf die allgemeine Station. Weil ich nichts esse, bin ich zu schwach, um zu laufen. Deshalb liege ich nur da und beobachte das Mädchen im gegenüberliegenden Bett. Sie hat eine Menge Tanten und wird überschüttet mit Pralinen, die sie ihr mitbringen. Ich liebe Süßigkeiten und sehe neidisch zu, wie sie sie gedankenlos in ihren Mund schiebt. Sie merkt, daß ich sie anstarre, und bietet mir eine Praline an. »Nein, danke«, antworte ich und wundere mich über das Überlegenheitsgefühl, das ich dabei empfinde.

Nachdem ich drei oder vier Tage nichts gegessen habe, setzt sich die dicke schwarze Oberschwester mit einer Schüssel Weetabix auf mein Bett. Sie hat sie mit Zucker bestreut und literweise mit Milch überschüttet – und ich hasse Milch! »Die Ärzte sagen, daß du das hier essen mußt, Claire«, erklärt sie und hält mir die Schüssel unter die Nase. »Ich mag nicht«, wehre ich ab. »Ich habe keinen Hunger.«

»Du mußt das essen, Claire«, wiederholt sie. »Nein, nein, nein«, beharre ich. »Ich kann nicht.« Daraufhin hält sie mir die Nase zu, mein Mund öffnet sich, und hinein geht der Löffel: Er schlägt gegen meine Zähne, während die Oberschwester mir die klebrige Masse in den Mund stopft. Sie wiederholt das ganze ein paarmal und läßt mich dann Luft holen. »Wenn du nicht willst, daß ich das tue, mußt du selber essen«, sagt sie. Gedemütigt esse ich den Rest ohne ihre Hilfe.

Danach habe ich Angst vor den Mahlzeiten. Jeden Morgen erwarte ich mit Grauen das Scheppern des Stahltabletts mit seiner verhaßten Ladung: Weetabix, Cornflakes, Müsli und Berge von Weißbrot mit Butter. Ich höre das Klirren der metallenen Milchkrüge und atme den Übelkeit erregenden Geruch des Frühstücks ein, der über die Station weht. Ich möchte keine Zwangsfütterung mehr riskieren, deshalb bitte ich um Weetabix, von denen ich die meisten in den Schrank neben meinem Bett schütte.

Die Oberschwester kommt mir auf die Schliche und zwingt mich, mit den anderen Patienten am Tisch auf dem Stationsflur zu essen. »Ich muß mal auf die Toilette«, sage ich eines Mittags zu dem Pralinen-Mädchen und schleppe mich zu den Toiletten, die am Ende der Station neben dem Schmerzraum liegen. Ich verriegele die Tür und bete: »Lieber Herr Jesus Christus, mach, daß sie nicht merken, daß ich hier bin. Mach, daß sie nicht nach mir suchen. Ich kann nicht essen. Mach, daß sie mich nicht finden. Ich verspreche, daß ich morgen essen werde.« Da hämmert es gebieterisch an der Tür. Die Oberschwester. »Claire, mach sofort die Tür auf. Sonst kommen wir und holen dich da raus!« Lammfromm schließe ich die Tür auf und komme heraus. Die Oberschwester schiebt mich zum Tisch zurück, aber ich heule und schreie und weigere mich, etwas zu essen.

»Ich werde euch schon noch hinters Licht führen«, nehme ich mir vor, als der Stationsarzt am nächsten Tag seine Runde macht. »Hallo, Claire. Wie geht es dir heute morgen?« erkundigt er sich. »Danke, sehr gut, wirklich«, erwidere ich strahlend. »Ich kann nach Hause gehen.«

»Du ißt nicht sehr gut, Claire«, sagt er und sieht sich die Tabelle an meinem Bettende an. »Das liegt an dem Essen hier«, entgegne ich mit größtmöglicher Überzeugungskraft. »Mama kocht ganz toll; ich werde jede Menge essen, sobald ich wieder zu Hause bin.«

»Also gut«, meint der Arzt. »Du kannst nach Hause gehen.« Ich kann es kaum glauben. »Super!« denke ich. »Ich werde die Maria spielen!«

Meine Eltern holen mich am nächsten Morgen ab. Sie haben mir meinen braunen Pulli mit dem Polokragen mitgebracht und einen dazu passenden karierten Rock. Als meine Mutter den Reißverschluß des Rockes zuzieht, hängt er mir wie ein Sack um die Hüften. An ihrem Gesicht sehe ich, daß sie nicht besonders glücklich darüber ist. Meine armen Eltern. Ich war nun drei Wochen im Krankenhaus, und eine Hirnhautentzündung wurde ausgeschlossen, aber ich habe immer noch Kopfschmerzen und esse nicht anständig. Sie tauschen besorgte Blicke, und dann wollen sie mit der Oberschwester sprechen. Ich bin sicher, daß sie mich nicht mit nach Hause nehmen werden. »Das ist es, ich bin verloren«, denke ich und will zum Ausgang rennen, doch ich bin so schwach und vollgepumpt mit Schmerzmitteln, daß ich zusammenbreche.

Der Arzt wird gerufen, und ich spüre kaum, wie er mir einen intravenösen Zugang in den Handrücken legt. Aber eine halbe Stunde später fühle ich mich langsam besser, viel besser. Ich bleibe eine Woche an den Tropf gefesselt, und Großvater besucht mich jeden Nachmittag. Er sitzt auf der Bettkante, fragt mich, wie es mir geht, und schenkt mir einen Schokoriegel. »Danke«, sage ich höflich und lege ihn zur Seite. Ich weiß, daß Großvater mich nicht anrühren wird, weil ständig Leute in der Nähe sind.

Eines Nachmittags würde ich tatsächlich gern etwas essen, aber ich will seinen Schokoriegel nicht. »Ich habe Hunger«, sage ich zu Großvater. Erfreut springt er auf, um einer Schwester Bescheid zu sagen. Sie rollt den Kaffeewagen heran. »Das möchte ich gern«, sage ich und zeige auf einen kleinen Schokoladenkuchen mit einem Geleeklecks in der Mitte. Als ich hineinbeiße, sagt die Schwester: »Wenn du ißt, können wir den Tropf entfernen und du kannst nach Hause gehen.«

»Und dann kann ich die Maria spielen«, denke ich

bei mir. Also esse ich, und 48 Stunden später bin ich zu Hause.

Die ganze Familie kommt, um mich in dem Weihnachtsspiel zu sehen. »Ihre Tochter hat eine Stimme wie ein Engel«, sagt eine andere Mutter zu meinen Eltern. Mama erzählt mir hinterher, daß Großmutter geweint hat.

Drittes Kapitel

»Wenn dich jemand schlägt, schlag zurück«, rät Papa mir, als ich weinend von der Schule nach Hause komme. Ich bin die Außenseiterin, die ständig gehänselt wird. Ein Mädchen aus meiner Klasse droht mir immer wieder, mich zu verprügeln, und den neuen Mantel, den Mama mir gekauft hat, wirft Madame Großmaul einfach in den Papierkorb. Die anderen Kinder behaupten, ich sei häßlich und stänke, und weil ich so dünn bin, beschimpfen sie mich als ›Skelett‹, ›Gespensterheuschrecke‹ und ›Xylophon‹.

Ich bin immer noch wählerisch, wenn es ums Essen geht, und ernähre mich nicht normal. Frühstücken tue ich nie. Wenn ich aus der Schule nach Hause komme, setzt Mama mir einen Teller Suppe oder ein Sandwich vor – manchmal esse ich es und manchmal nicht. Wenn ich Schulbrote mitnehme, werfe ich sie einfach weg und stopfe statt dessen Süßigkeiten in mich hinein. Mama hätte mich geschlagen, wenn sie das erfahren hätte.

Aber da es mir nachmittags meist gelingt, etwas zu mir zu nehmen, merkt sie nicht, daß ich nicht ordentlich esse.

Irgendwann erzähle ich meinen Eltern nicht mehr, daß ich ständig gehänselt werde – sie haben genug Sorgen mit Lisa, und das, was mir in der Schule passiert, ist nur halb so schlimm wie das, was mir bei Großvater passiert.

Mit elf komme ich auf die *Lealands Highschool*. Mama rät mir: »Setz dich zu den Kindern, die du nicht kennst, dann bekommst du neue Freunde.« Aber das tue ich nicht. Ich setze mich neben Yvonne, die ich kenne. Yvonne wird auch verspottet, weil sie keine Haare hat. Sie leidet an Leukämie, bekommt Chemotherapie und muß ein Kopftuch tragen. Die anderen Kinder reißen es ihr herunter, bis sie weint.

»Wenn du älter bist und arbeiten gehst, wirst du merken, wie schön die Schulzeit war«, prophezeit Papa. »Wetten nicht«, antworte ich. Ich hasse alles an der Schule, bis auf zwei Ausnahmen: Tanz und Musik. Wir haben eine blonde Tanz- und Musiklehrerin; sie heißt Frau Patterson. Sie ist ziemlich dick, aber sie kann tanzen und wunderbar singen. Sie versteht es, eine Show auf die Beine zu stellen, und gibt mir immer eine Hauptrolle. »I'm the gypsy – the acid queen«, trällere ich zu Tina Turners Filmmusik. Wir führen *Orpheus aus der Unterwelt* auf und benutzen dazu die Musik aus den Filmen *Tommy* und *Grease*. Mit silbrig bemaltem Gesicht, glitzerndem Disco-Outfit, und den Kopf mit Schlangen umwickelt, mime ich die Acid Queen, und Ian Carrington spielt den Teufel. Frau Patterson gibt mir immer Ian an die Seite, er ist der beste Tänzer bei den

Jungs. Ich mache einen Salto rückwärts über seine Schulter, dann stürzen wir uns in ›You're The One That I Want‹.

Wenn ich tanze und singe, fühle ich mich besser. Ich vergesse meine Probleme und fühle mich leicht und beschwingt. Ich freue mich auf die Dienstage und die Donnerstage, an denen wir Tanz und Musik haben, und schleiche mich immer schon etwas früher zum Tanzraum. »Patterson-Liebling« verspotten mich die anderen Kinder, aber das kümmert mich nicht. Nur ein einziges Mal widersetze ich mich Frau Patterson. Sie möchte, daß ich eine Bauchtänzerin spiele, mit durchsichtigen Netzstrümpfen über einem roten Slip und einem knappen Bikinioberteil. Das sieht aus, als trüge ich nur Unterwäsche, und ich weigere mich, meinen Körper zu zeigen, weil ich weiß, daß Großvater zusehen wird.

»Mama, weißt du was?« beginne ich eines Tages. Ich bin zwölf und habe das dringende Bedürfnis, mich endlich jemandem mitzuteilen. »Ja?« antwortet sie. Aber die Worte bleiben mir im Hals stecken – was ist, wenn sie mir nicht glaubt, was, wenn die Familie wegen mir auseinanderbricht? Ich wechsele das Thema und behalte mein schreckliches Geheimnis für mich. Es nagt weiter in mir, und mein Verhalten wird immer sonderbarer. Ich bin entweder extrem gut oder extrem schlecht gelaunt. Wenn ich aus der Schule nach Hause komme, gehe ich oft direkt in mein Zimmer und mache die Tür hinter mir zu. Ich lege mich eine gute Stunde hin und höre Musik – erst dann bin ich in der Lage, mit jemandem zu sprechen. Ich liebe meine Familie, aber einer von ihnen tut mir weh.

Ich teile mein Zimmer mit Lisa. Wir haben eine Tapete mit Holly-Hobbie-Motiven und passende Federbetten, denn Lisa ist allergisch auf Laken und Wolldecken. An einer Wand sind zwei weiße Schränke eingebaut mit einer Kommode in der Mitte. Darauf steht mein Schmuckkästchen, aus dem *Schwanensee* ertönt, wenn man es öffnet, und eine Flasche Parfum, Marke ›Rose‹, die ich bei der Avon-Beraterin gekauft habe. Es ist schwierig, mit Lisa in einem Zimmer zu wohnen, denn wenn sie keinen Asthmaanfall hat, ist sie neurotisch. Sie kann nicht einschlafen, ohne vorher mindestens fünfzigmal den Lichtschalter zu berühren und »Gute Nacht, Gott segne dich, träum schön« zu mir zu sagen. Aber ich zahle es ihr mit meinem eigenen Repertoire an nächtlichen Gewohnheiten heim.

Manchmal habe ich die Augen offen, obwohl ich tief und fest schlafe. Eines Abends gehe ich früh ins Bett, und Lisa kommt herein. Da sie glaubt, ich sei wach, beginnt sie auf mich einzureden. Aber ich liege im Tiefschlaf und reagiere nicht. Die arme Lisa rennt schreiend die Treppe herunter zu Mama, weil sie denkt, ich sei tot.

Auch meine Schlafwandelanfälle ängstigen Lisa zu Tode. Sie wird wach, weil ich schreie, an den Gardinen zerre und versuche aus dem Fenster zu klettern. Eines Abends hat sie mal wieder Nasenbluten, und da sie glaubt, ich sei wach, bittet sie mich, ihr etwas Klopapier zu holen. Ich gehe nach unten ins Bad und komme mit einer Haarbürste zurück. »Was soll ich denn damit?« fragt sie und schickt mich wieder nach unten.

Daraufhin reiße ich die Klopapierrolle vom Halter, gehe ins Schlafzimmer meiner Eltern, mache das Licht an, werfe Papa die Klopapierrolle an den Kopf und gehe wieder ins Bett. Dabei schlafe ich die ganze Zeit über tief und fest.

»Spiel mit mir, Claire«, quengelt Lisa ständig. Ich habe keine Lust dazu, doch manchmal zwingt Mama mich. Wir spielen dann *Der Zauberer von Oz*, wobei ich immer dafür sorge, daß ich die Dorothy bin und Lisa die Hexe. Erst mit zunehmendem Alter entwickeln wir mehr Gemeinsamkeiten. Als ich 13 bin und sie neun, sind wir beide verrückt nach *Fame* – ich besitze ein *Fame*-T-Shirt und ein *Fame*-Tanzdress – und freuen uns auf Dienstags abends, denn dann kommt *Fame* im Fernsehen. Es fällt mir immer schwerer, mein Abendessen zu essen, und ich schiebe es zum Verdruß meiner Eltern auf dem Teller herum; aber Dienstags abends esse ich immer alles. Ich bin besonders hungrig, denn ich hatte in der Schule Tanzen und habe danach Zeitungen ausgetragen, wobei ich ziemlich viel bergauf laufen muß. Meine Mutter kocht Hamburger und Ravioli oder ein Reisgericht – ich liebe ihre Reisgerichte –, und dann geht sie einkaufen und überläßt mich und Lisa mit einer Tüte Sahnebonbons dem Fernseher und *Fame*.

»Karen Carpenter ist an den Folgen einer Magersucht gestorben«, heißt es am 4. Februar 1983 in den Nachrichten. Dann erscheint ein Videoclip von ihr, in dem sie ›Mr. Postman‹ singt, während sie auf Elefanten durch Disneyland fliegt. »Was hatte sie, Papa?« frage ich. Ich mag die Carpenters; schon als ich klein war, stand ich immer auf Papas Zehen, und wir tanzten zu ihrer Musik. »Sie hat sich verdammt noch mal zu Tode gehungert! Dummes Mädchen, das alles wegzuwerfen«, antwortet er. Ich verstehe ihn nicht. Ich habe das Wort Magersucht noch nie gehört, und mein armer Vater denkt wohl auch nicht im Traum daran, daß es für uns einmal eine sehr wesentliche Vokabel wird.

Alle nennen mich ›Gespensterheuschrecke‹ und hänseln mich, dabei finde ich, daß ich längst nicht so dünn bin wie Kate, ein anderes Mädchen aus meiner Klasse. Die wirklich abstoßend mager ist. »Du bist total dünn, Kate«, sage ich zu ihr. »Du bist viel dünner als ich«, protestiert sie. »Bin ich nicht«, antworte ich verärgert, und das ganze endet schließlich in einem handfesten Krach. Bei der nächsten Gelegenheit stellen wir uns auf die Waage, um die Sache ein für allemal zu klären. Ich bin baff, absolut baff – sie wiegt 45 Kilo, ich wiege 42. Ich hatte wirklich geglaubt, ich wäre dicker als sie. Es macht mich wütend, daß man mich wegen meines Gewichts ständig aufzieht, aber der Gedanke, einfach mehr zu essen und ein wenig zuzunehmen, kommt mir nicht.

Ich mag zwar dürr sein, aber in mir schwelen Aggressionen, die meine Kameraden im Air Training Corps, dem Trainingscorps der Luftwaffe, das Fürchten lehren. Mein Bruder Michael wird als erster Mitglied im ATC, und ich bestürme seinen Gruppenleiter, mich auch mitmachen zu lassen. »Mädchen nehmen ein Stück Tapete und malen hübsche Bilder. Sie haben im ATC nichts zu suchen«, schimpfen Michael und sein

Freund Glyn, die beide zur Icknield-Mannschaft gehören. Aber ich will wie die Jungs Leichtathletik machen, mit dem Gewehr schießen und am Wochenende ins Zeltlager fahren. Als ich 14 werde, gibt der Gruppenleiter nach und nimmt mich auf, was den Jungs überhaupt nicht paßt.

»Hierher!« brüllt der Gruppenleiter, und ich finde es toll. Ich gebe mir alle Mühe, nicht zickig zu sein; ich mache Schießübungen mit einem 303er Gewehr, bis meine Schulter dunkelrot vor Blutergüssen ist, und kämpfe gegen die Besten. Ich liebe meine blaue Airforce-Uniform – die dicken Twill-Hosen, den Pulli mit den Lederflicken am Ärmel, das Barett mit dem Abzeichen und vor allem die schweren Doc-Marten-Stiefel mit den Stahlkappen.

Wir befinden uns auf einer Nachtexkursion in der Nähe von Aylesbury und sind in zwei Mannschaften eingeteilt. Meine Mannschaft muß die Bombe suchen, die der Feind versteckt hat, und ins Lager zurückbringen. Der Gruppenleiter verbindet uns die Augen und fährt uns mit dem Laster so lange in der Gegend herum, bis wir nicht mehr wissen, wo wir sind. Dann nimmt er uns die Binden von den Augen und läßt uns auf einem Feld aussteigen. Es ist stockdunkel, und wir stürzen uns mit großem Gejohle auf Heustöcke und stellen uns vor, sie seien der Feind. Dann entdecke ich einen Jungen, den wir ›Mong‹ nennen und der zum anderen Team gehört. Ich entferne mich von meiner Mannschaft, schleiche durchs Gebüsch, stürze mich auf seine Beine und werfe ihn zu Boden. Ehe er sich aufrappeln kann, sitze ich auf ihm. »Wo ist die Bombe? Wo ist die Bombe?« brülle ich und drohe dem Feind mit den Fäusten. »Bitte tu mir nicht weh, bitte tu mir nicht weh!« bettelt der arme Junge. Ich bin die leichteste in der Gruppe, aber ich bin im Einsatz, und ›Mong‹ hat keine Chance. Danach wollen mich alle Jungs in ihrem Team haben, weil sie befürchten, sonst halbtot zu enden!

Wenn ich meinen Zorn nicht im ATC abreagiere oder wie besessen tanze, um meinen Schmerz zu ersticken, verbringe ich Stunden mit meinen Haustieren. Ich ziehe Tiere Menschen vor – Tiere können einen nicht verletzen.

Unser Haus ist ein regelrechter Zoo. Nach Sabres Tod bekommen wir einen neuen Schäferhund, den wir Drummer nennen, außerdem haben wir drei Fische – Freddie, Goldie und Rainbow – und vier Kaninchen, die ich Bramble, Holly, Smoky und Thumper taufe. Zuerst haben wir nur Bramble und Holly, dann kaufen wir Kinder Smoky für Mama und Thumper für Papa zum Vatertag. Mit jedem Neuzugang stockt unser armer gequälter Vater den bereits bestehenden Stall nach oben auf.

Eines Samstags verliebe ich mich bei einem Einkaufsbummel in einer Zoohandlung in ein Meerschweinchen. Ich weiß, daß mein Vater nicht erfreut ist, wenn ich noch ein Tier zu Hause anschleppe. Aber ich will dieses Meerschweinchen unbedingt haben. Es sieht aus wie ein rotbraune Scheuerbürste, und ich nenne es Fiber. Ich bezahle neun Mark dafür und trage ihn in einem Pappkarton nach Hause. Papa flippt völlig aus! Es ist kein Platz mehr, um den Hochstall um eine weitere Etage aufzustocken, deshalb, sagt er, müsse ich Fiber in den Laden zurückbringen. Aber der gute alte Großvater rettet die Situation. Er verspricht mir, einen Stall für Fiber zu bauen, vorausgesetzt, ich helfe ihm dabei. Großmutter sagt, sie würde Kuchen backen, wenn ich nach der Schule zu ihnen käme. Ich weiß, worauf ich mich einlasse, aber ich möchte das Meerschweinchen so gern behalten, daß ich zustimme.

Es ist heiß, und ich trage eine weiße, kurzärmelige Bluse, die ich in meinen Schulrock gesteckt habe. Es ist ein langer schmaler Bleistiftrock, und ich sehe wirklich aus wie ein Bleistift. Ich bin den ganzen Tag schlechtgelaunt und kann mich im Unterricht nicht konzentrieren, weil ich immer wieder daran denken muß, was mit bevorsteht. Als ich das Schulgelände verlasse und Richtung Großvater und Großmutter gehe, ist mir schlecht. Aber der Gedanke, Fiber in die Zoohandlung zurücktragen zu müssen, treibt mich vorwärts. »Hallo«, sagt Großmutter, als ich in die Küche komme. »Großvater ist im Schuppen.«

Der Schuppen ist eigentlich eine Garage, die Großvater zur Werkstatt umgebaut hat. Sie ist aus grauem Wellblech und hat zwei große Fenster zum Haus, die aber von Apfelbäumen verdeckt sind. Als ich auf den Schuppen zugehe, rutsche ich beinahe auf dem Fallobst aus. Der Eingang ist um die Ecke, und als ich durch die offene Tür trete, schlägt mir der Geruch von Sägespänen, Öl und Großvaters Pfeifentabak entgegen. Ich kann sehen, daß die Doppelgaragentüren hinten mit Regalen zugestellt sind, auf denen sich Werkzeuge und verrostete Dosen mit klebrigem Inhalt türmen. Jahre später erinnert mich Freddy Kreugers Hütte in dem

Film *Nightmare on Elm Street* an diesen Schuppen. »Hallo, Liebling.« Lächelnd schaut Großvater von dem allerschönsten Kaninchenstall auf, den ich je gesehen habe. Er hat mir ein paar Nägel übriggelassen, die ich hereinschlagen darf, und ich gehe pflichtbewußt hinüber und hämmere sie ins Holz. Dann versperrt er wortlos die Schuppentür – und das, wovor mir am meisten graut, passiert.

Als ich danach ins Haus zurückgehe, bringe ich die Bratkartoffeln mit Ei, die Großmutter für mich gemacht hat, nicht herunter. Dabei habe ich den Schokoriegel, den Großvater mir gegeben hat, zerquetscht. Ich esse seine Schokoriegel immer auf eine ganz bestimmte Art und Weise. Ich packe die obere Hälfte aus und drücke meinen Daumen in die Schokolade, bis sie zersplittert und der weiche Kern hervorquillt. Ich genieße es, wenn die Schokolade zwischen meinen Fingern zermatscht. Dann beginne ich, Stücke abzubrechen und sie mir, so schnell ich kann, in den Mund zu stecken. Während ich jedes einzelne Teil herunterwürge, halte ich die Hand mit dem nächsten Stück bereits an meine Lippen. Manchmal esse ich so schnell, daß ich Papierstückchen mit hinunterschlucke. Ich genieße die Schokolade nicht, ich schmecke sie auch nicht; ich esse nur, bis sie fort ist, und so schnell, daß mir oft schlecht wird. Es ist ein Ritual – wenn ich die Schokolade aufgegessen habe, ist die scheußliche Angelegenheit vorbei.

Viertes Kapitel

»Hast du Haare?« frage ich Yvonne. »Du weißt doch, daß ich keine habe.« Lachend zerrt sie an ihrem blauweiß gepunkteten Kopftuch. »Nein, ich meine nicht auf dem Kopf«, antworte ich und flüstere, »da unten.«

»Nein«, sagt sie und schaut mich amüsiert an. »Gott«, denke ich bei mir, »ich bin ja noch viel häßlicher, als ich gedacht habe.«

Die meisten Mädchen in meiner Klasse bekommen in ihrem zweiten Highschool-Jahr ihre Periode, und auch meine setzt in dieser Zeit ein. »Warte, bis du einen Busen kriegst und deine Periode anfängt, dann bist du eine richtige Frau«, sagt Großvater immer, und ich bin entsetzt. Wenn mir das alles jetzt schon passiert, wo ich noch gar keinen Busen und keine Periode habe, was wird dann erst passieren, wenn es soweit ist?

Ich bekomme meine Periode mit 14, am Ende des Sommerhalbjahres, und während des Urlaubs mit Mama, Papa und Lisa in Blackpool beginnt mein Busen zu wachsen – sozusagen über Nacht. Wir haben eine Ferienwohnung gemietet, und Lisa und ich schlafen zusammen in einem Bett. Meine kleinen Hügelchen schmerzen, egal wie ich liege, und ich weiß nicht, wo ich meine Arme hintun soll. Als ich am nächsten Morgen das Nachthemd ausziehe, stelle ich fest, daß meine Maulwurfshügel sich in Berge verwandelt haben. Ich wundere – und schäme mich.

Meine Brüste mag ich nicht, weil er sie gern berührt, und meine Periode nicht, weil sie ihn erregt. Mein Körper kommt mir verdorben und beschmutzt vor, und wenn ich mich im Spiegel ansehe, fühle ich mich abgestoßen. Meine Klassenkameradinnen haben recht – ich bin häßlich und stinke wahrscheinlich auch. Ich hasse meinen Körper und mein Leben und ertappe mich dabei, daß ich andere Jungen und Mädchen anschaue und mir wünsche, so zu sein wie sie. Der liebe Gott möge mir vergeben, aber ich wünsche mir sogar, ich hätte Krebs wie Yvonne.

Yvonne fehlt nun schon lange in der Schule, und ich besuche sie zu Hause. Sie schwärmt für das englische Königshaus und zeigt mir ihr Album mit Fotos von Prinz Charles und Prinzessin Diana, ihrer Hochzeit und ihrem Baby William. Als ich Yvonne das letzte Mal sehe, trägt sie eine Augenbinde und redet ständig von einer Knochenmark-Transplantation. Ich verstehe nicht, was sie meint, und bin völlig schockiert, als Mama mir eines Tages beim Mittagessen erzählt, Yvonne läge im Koma. »Wird sie wieder aufwachen?« frage ich. »Das weiß niemand, Liebes«, sagt sie, und ich fange an zu weinen.

Im Dezember rennt ein Mädchen über den Schulflur und ruft, »Yvonne ist tot!« Ich möchte nach Hause gehen und bitte Frau Patterson, mich von der Chorprobe zu befreien, aber sie weigert sich. Also muß ich dort stehen und singen, und meine Trauer ergießt sich auf den Holzfußboden. Am Tag der Beerdigung bin ich in einem miserablen Zustand. Als sich Yvonnes Sarg in die Erde senkt, heule ich und heule und heule. »Gott muß sich seine Engel irgendwo herholen, Claire«, sagt Yvonnes Tante und legt mir den Arm um die Schultern. Wie hätte sie wissen können, daß ich auch deshalb weine, weil ich gern die Tote wäre.

Nachdem meine beste Freundin nicht mehr da ist, verabscheue ich die Schule noch mehr, und ich freue mich, als ich im Juni 1985 ein dreiwöchiges Praktikum bei *British Home Stores,* einem Kaufhaus, machen kann. Jeden Tag fahre ich mit dem Bus in die Stadt und arbeite von 8.45 Uhr bis 17.45 Uhr. Es macht mir riesigen Spaß. Stolz trage ich meine Dienstkleidung – eine hellblaue Bluse und einen dunkelblauen Kittel mit einem Täschchen extra für meinen Spindschlüssel. Ich mag die anderen Angestellten, die mich wie eine echte Kollegin behandeln und nicht wie ein Schulmädchen. Und das Tollste ist, daß Herr Warner, der Manager, verspricht, mir einen regelmäßigen Samstagsjob zu besorgen, wenn ich gut bin.

Ich arbeite in allen Abteilungen – Elektro, Kinderkleidung, Damenmode, Herrenmode, Spielwaren, einfach überall. Wenn Warenlieferungen eintreffen, gehe ich ins Lager und sichte sie. Ich räume auf, zähle die Bestände und fülle die Tageszettel aus. Ich bin noch zu jung, um an der Kasse zu arbeiten, aber wenn sich irgendwo eine Schlange bildet, laufe ich hin und helfe der Kassiererin beim Einpacken.

»Du mußt dringend etwas zunehmen«, sagt Sheila, die an einer der Kassen arbeitet. Sie ist eine ältere Dame, und ich bin fasziniert von ihren Ringen – drei oder vier dicke goldene mit Diamanten, an jedem Finger! Sie nennt mich ›Schätzchen‹, ›kleine Eidechse‹ und ›Püppchen‹, und sie sagt immer: »Komm, wir gehen ein leckeres Stück Sahnetorte essen.« Das wird zu einem Witz zwischen uns. Sie schenkt mir Süßigkeiten, und in der Kaffeepause setzt sie sich in der Kantine neben mich und versucht, mich mit ihrer Sahnetorte zu locken. Ich mag keine Sahne und würde die Torte niemals essen, aber ich liebe Sheila heiß und innig.

Die Kantine befindet sich im obersten Stock und hat einen Billardtisch und eine Tischtennisplatte, bequeme Sessel und einen Teppich, der einem an den Füßen weh tun würde, wenn man barfuß darüber laufen müßte. In den drei Wochen esse ich gut. Ich fühle mich glücklich und zufrieden, und das Kantinenessen ist lecker. Für Angestellte kosten die Essensmarken 4,50 DM pro Woche. Aber da ich Praktikantin bin, bekomme ich meine umsonst: einen weißen Bon für die Hauptmahlzeit und zwei pinkfarbene für Frühstücks- und Kaffeepause. Morgens stehen Tee, Kaffee, Orangen- und Limonensaft zur Auswahl, außerdem frische Brötchen vom Bäcker gegenüber. Der Kantinenkoch belegt sie mit Käse, und der Duft zieht bis in die Verkaufsetagen, so daß ich morgens die Frühstückspause kaum erwarten kann. Mittags gibt es Lasagne oder Quiche Lorraine und ein Dessert wie Rote Grütze mit Vanillesauce. Ich bitte Mama, mir kein Abendessen zu machen, weil ich auf der Arbeit so viel esse.

Am Ende meine Praktikums bestellt mich Frau Sansom aus der Personalabteilung in ihr Büro. »Wir würden Ihnen gern anbieten, jeden Samstag vier Stunden bei uns zu arbeiten«, sagt sie, und ich freue mich riesig. Meine Arbeitszeit ist von 10 Uhr bis 14 Uhr, und ich verdiene 16,50 DM am Tag. Abzüglich meiner Busfahrkarte, die pro Strecke 1,50 DM kostet, bleiben mir 13,50 DM – für mich ein Vermögen. Wenig später beginnen die Sommerferien, und eine Samstagsstelle mit noch mehr Stunden wird frei. Ich bin ganz aufgeregt, als Frau Sansom sie mir anbietet und mein Gehalt auf 31 DM erhöht.

In diesem Sommer verbringe ich viel von meiner arbeitsfreien Zeit bei Alka Patel. Ich kenne Alka schon sehr lange, aber seit Yvonne tot ist, hängen wir oft zusammen. Alka ist hübsch und kann perfekt flüssigen Eyeliner auftragen – als Inderin ist sie es gewohnt, seit ihrer Kindheit Make-up zu tragen. Ihre Familie ist ganz anders als meine – Alka muß erst beim Putzen und Kochen helfen, ehe sie nach draußen gehen darf.

Ich sehe Alka beim Zubereiten einer indischen Mehlspeise zu. Ihre kleinen mehlbestäubten Finger formen aus dem Teig perfekte Kreise. Bei ihr sieht das so einfach aus, daß ich frage, ob ich es auch ausprobieren darf. Und dann ächze und stöhne ich über diesen Teigplätzchen, und je mehr ich mich anstrenge, desto schwerer und klebriger werden sie. »Sie sehen aus wie die Landkarte von Indien«, verkünde ich, als ich fertig bin, und Alka und ihre Mutter lachen sich halbtot.

Ich bin das einzige englische Mädchen, das Alkas Mutter mag, denn sie findet mich höflich – sie hat ja keine Ahnung, was wir alles anstellen, sobald sie uns den Rücken zudreht. Einmal kämpfen wir mit ein paar Plastik-Ketchupflaschen. Wir jagen die Straße rauf und runter, spritzen uns gegenseitig die nackten Beine rot, und beschmieren meine Schwester von Kopf bis Fuß!

Als nach den Ferien die Schule wieder anfängt, überfällt mich der große Frust. Ich werde in der Schule immer noch schikaniert und zu Hause mißbraucht. Wenn ich nach einem Tag Schikane nachmittags noch zu Großvater muß, fühle ich mich absolut elend. Jetzt, mit 15, belastet mich der Mißbrauch noch stärker. Ich hatte ja schon immer das Gefühl, es sei falsch, aber nun, wo wir in Biologie Aufklärungsunterricht haben, weiß ich, daß es tatsächlich falsch ist. Es ist nicht das, was ein Großvater mit seiner Enkelin machen sollte, und ich denke darüber nach, ob es mir vielleicht besserginge, wenn Großvater damit aufhörte. Ich nehme mir fest vor, das nächste Mal, wenn ich ihn sehe, etwas zu sagen.

Es ist ein Sonntagnachmittag. Ich sitze am Küchentisch und brüte über meinem Essay zu dem Thema ›Warum ich eine gute Klassensprecherin wäre‹. Diejenige, die den besten Essay schreibt, wird die nächste Klassensprecherin, und ich will meinem Eltern unbedingt beweisen, daß ich etwas kann. Michael und Lisa sind sehr gut in der Schule, anders als ich, und Mama und Papa behaupten immer, ich gäbe mir nicht genug Mühe. »Du wirst es nicht schaffen, Claire«, sagten sie, als ich ihnen erzählte, ich würde mich für die O-Level-Prüfung in Englisch anmelden. Sogar meine Englischlehrerin meinte: »Ich weiß gar nicht, warum du es versuchst. Du wirst es sowieso nicht schaffen.« Alle denken, ich bin unfähig, aber ich bestehe darauf, es zu versuchen, und bezahle das Prüfungsgeld von meinem Gehalt als Zeitungsbotin.

Meine Eltern wollen gerade mit dem Hund spazierengehen, als Großvater erscheint. Mein Essay muß am Montag morgen fertig sein, und ich will wirklich gut sein. »Oh nein«, denke ich, »wenn sie weggehen, wird er sich über mich hermachen, und ich kriege meinen Essay nicht fertig.« Ich fange an zu nörgeln und beginne einen Streit in der Hoffnung, das könnte meine Eltern davon abhalten, fortzugehen. Am Ende ohrfeigt Papa mich, und sie gehen trotzdem.

Ich fange an, meinen Essay zu schreiben, aber ich kann mich nicht konzentrieren, weil Großvater ständig um mich herumschwirrt. »Drück mich«, bittet er. Ich lege den Füller hin, stehe auf und umarme ihn so kurz wie möglich. Ich will mich wieder setzen, aber er klammert sich an mich wie ein altes Weichtier. »Ich liebe dich, ich liebe dich«, murmelt er und reibt meine Brüste. »Hör auf, hör sofort auf!« sage ich mit klopfendem Herzen und schriller Stimme. »Ich will das nicht.« So, jetzt ist es heraus. Seine Hände sinken von meinen Brüsten herab, und Tränen laufen ihm über sein Gesicht. Er wankt aus der Küche ins Wohnzimmer und sinkt dort dramatisch in einen Sessel. Ich folge ihm und finde ihn schluchzend vor. »Es tut mir leid, es tut mir so leid, mein Liebling. Ich liebe dich doch so.« Ich habe ein richtig schlechtes Gewissen, weil ich ihn so aus der Fassung gebracht habe, und fange ebenfalls an zu weinen. »Es tut mir auch leid«, heule ich, »aber du liebst mich falsch.« Er wischt sich die Augen und ist fort, ehe meine Eltern zurück sind. Aber mein Essay wird nie geschrieben.

Wir lachen uns halbtot, Lisa Duxbury und ich. Sie arbeitet mit mir im Kaufhaus, und da sie genauso alt ist wie ich, freunden wir uns an. Wir beide freuen uns schon, daß wir im Frühsommer 1986 unsere Prüfungen hinter uns haben und die Schule verlassen können. Sie ist an der Icknield-Highschool, aber wir treffen uns nach der Schule in der Stadt.

Eines Tages albern wir in einem Drogeriemarkt auf einer dieser elektrischen Personenwaagen herum, die einem das Gewicht ausdrucken. Es macht uns großen Spaß, auf die Waage zu springen und die Zettelchen herauszureißen. Ich gebe mir nicht einmal die Mühe, mir das Stück Papier anzuschauen, und stopfe es einfach in meine Rocktasche. Erst später, als ich zu Hause die Stiefel meiner Luftwaffen-Uniform auf einem Stück Zeitung säubere, fällt mir der Zettel wieder ein. »Wieviel ich wohl wiege?« frage ich mich und ziehe den Zettel aus meiner Tasche. 47,5 Kilo. »Wär es nicht besser, wenn es 47,0 Kilo wären«, fragt eine Stimme in meinem Kopf, und ich stimme zu.

»Ich weiß auch wie«, überlege ich mir, »ich werde zum Frühstück einen Apfel essen, zum Mittagessen eine Orange und zum Abendessen eine Banane.« Ich erzähle meiner Mutter von meinem Plan, und sie schaut mich an, als hätte ich den Verstand verloren.

Drei Tage später steht auf dem Ausdruck 47,0 Kilo. »Es funktioniert!« jubele ich leise vor mich hin. Und die Stimme flüstert wieder: »Wäre es nicht netter, wenn da 46,5 Kilo stände?«

»Ja, das klingt gut«, finde ich.

»Du mußt mehr essen als einen Apfel, eine Orange und eine Banane«, sagt Mama. »Ich weiß nicht«, denke ich, als ich mich im Spiegel betrachte, »der Waage nach verliere ich zwar Gewicht, aber ich glaube, ich werde dicker.« Beim nächsten Mal zeigt die Waage 46,5 Kilo, aber diese Zahl erscheint mir nicht mehr magisch genug, und die Stimme drängelt. »Wäre es nicht toll, wenn es 46,0 wären?«

»Du darfst nicht noch mehr abnehmen«, sagt Mama entschieden. »Du mußt ordentlich essen.«

»Okay«, antworte ich, damit sie mich in Ruhe läßt.

Es ist Juni, und ich arbeite jetzt richtig bei *British Home Stores*, deshalb kann ich Mama leicht vormachen, ich würde in der Kantine essen.

Als Lisa Duxbury am Samstag zur Arbeit kommt, sagt sie: »Claire, du ißt bloß einen Apfel, eine Orange und eine Banane, und du siehst total dürr aus.«

»Sei nicht blöd«, antworte ich. »Ich bin *fett*.«

»Alle machen eine Pause, Claire. Das solltest du auch tun«, meint Frau Sansom. Wir machen sonntags Inventur, und man hat mich gebeten, ein paar Schaufensterpuppen anzukleiden – alle finden, daß ich ein Händchen dafür habe. Ich habe smaragdgrüne und royalblaue Kleidung ausgesucht, zupfe an Rüschen und Bändern und finde es toll. »Okay, Frau Sansom, ich mache das nur schnell fertig.«

»Du kannst es auch nachher noch fertig machen, Claire.«

»Ja, aber ich möchte nur noch ...«

»Das kannst du gleich tun. Bitte geh in die Kantine und iß etwas.« Das übrige Personal macht sich über das Roastbeef her, aber ich trinke nur ein Glas Saft. Mein Magen knurrt wie verrückt. Ich bin vollkommen leer, genieße aber das überwältigende Gefühl der Macht über meinen Körper. Aufgeregt trinke ich kleine Schlückchen, den Blick fest auf die Uhr gerichtet: Ich will, daß die Mittagspause endlich zu Ende ist, damit ich weiter kreativ sein kann.

»Was hast du heute mittag gegessen, Claire?« fragt meine Mutter mich, als sie mich mit dem Auto abholt.

»Hähnchen, Bratkartoffeln, Gemüse«, antworte ich

automatisch. »Lügnerin!« fährt sie mich an. »Frau Sansom hat mich angerufen und mir gesagt, du hättest den ganzen Tag nichts gegessen. Sie hat nur gesehen, daß du was getrunken hast, und sagt, einige deiner Kolleginnen hätten ihr erzählt, du hättest nichts gegessen.«

»Doch habe ich, sie haben nur nicht aufgepaßt«, protestiere ich schwach. »Lüg mich nicht an«, schreit sie. »Was hast du vor, willst du dich umbringen? Sobald wir nach Hause kommen, wirst du als erstes etwas essen.«

»Aber ich kann nicht«, denke ich, zitternd vor Panik und Zorn. Was fällt Frau Sansom ein, meine Mutter anzurufen! Wie kann sie es wagen!

»Setz dich in den Garten, ich bringe dir etwas nach draußen«, befiehlt Mama. Ich lasse mich in den Liegestuhl fallen und sehe zu, wie sie mit entschlossenem Gesichtsausdruck ein Tablett herausträgt. »Sie wollen, daß du fett wirst«, flüstert die Stimme in meinem Kopf, während ich entsetzt auf die zwei dicken Scheiben frisch geschnittenes Brot mit Butter und Streichkäse starre. Sie kommen mir vor wir ganze Brotlaibe, und beim Anblick des Käses dreht sich mein Magen um. Ich kann das nicht essen. Es würde meine Leere füllen, und ich würde mich nicht mehr so leicht fühlen. Ich werde nie 46,0 Kilo erreichen.

Die Tränen laufen mir über das Gesicht, während ich meine Mutter anflehe, mich nicht zum Essen zu zwingen. Sie wird wütend. »Du rührst dich nicht von der Stelle, bis du das aufgegessen hast!« ruft sie und fügt hinzu, »ich habe heute nachmittag deinen Großvater angerufen und ihm von dir erzählt, und es hätte ihm fast das Herz gebrochen.« Da heule ich richtig los.

Ein paar Tage später gehe ich in den Drogeriemarkt und wiege mich wieder – 46,0 Kilo. »Wow!« Ich triumphiere innerlich. »Ich kann jetzt nicht aufhören, als nächstes will ich 45 Kilo schaffen. Ich will 45 Kilo wiegen.« Ich habe etwas, was mir gehört, aber es ist ein Schatz, den mir die anderen ständig wegnehmen wollen, und das werde ich nicht zulassen. Ab sofort werde ich zur schamlosen Lügnerin. »Ich esse ja«, schwindele ich Frau Sansom vor. »Ich will nur ein paar Pfund abnehmen, dann höre ich auf«, überzeuge ich meine Freundin Lisa und füge schnell hinzu: »Aber erzähl meiner Mutter nichts davon, sie versteht das sowieso nicht.« Ich fange an, ein Sandwich zur Arbeit mitzunehmen. Ich sorge dafür, daß jeder sieht, daß ich es dort in den Kühlschrank lege und zum Mittagessen wieder herausnehme. Dann gehe ich in meine Mittagspause und werfe das Sandwich in der Stadt in irgendeinen Papierkorb.

Ich kaufe mir eine Kalorientabelle, in der die Anzahl der Kalorien jedes nur erdenklichen Nahrungsmittels aufgelistet sind, und eine Waage. Verrückt vor Angst reden meine Eltern sich ein, ich bräuchte das Buch, um für eine ausgewogene Ernährung zu sorgen, und die Waage, um mein Gewicht zu halten. Und ich lasse sie in dem Glauben.

›Knäckebrot – 40 Kalorien pro Scheibe.‹ Jeden Abend studiere ich die Kalorientabelle wie eine Bibel. ›Kalorienreduzierte Gemüsesuppe – 53 Kalorien pro Teller; Apfel – 50 Kalorien; Banane – gigantische 95 Kalorien!‹ Auf die Banane werde ich also verzichten! Als ich 45 Kilo erreiche, bleibt meine Periode aus, und meine Mutter ist am Ende ihrer Weisheit. »Okay«, sagt sie, »wenn du bei der Arbeit etwas ißt, wunderbar; aber von jetzt an wirst du jeden Abend vor meinen Augen etwas essen.« Es gibt Tränen, Geschrei und Kämpfe. »Sei nicht so dumm, Claire. Willst du dich umbringen? Denk an all die hungernden Kinder in Afrika!« Meine Eltern schimpfen und toben. Immer wieder bestürmen sie mich, bis es so unerträglich wird, daß ich nachgebe.

Weil ich so abgemagert bin, nehme ich schon bei nur einer Mahlzeit am Tag zu. Das Spiel scheint zu Ende, doch innerlich versuche ich immer noch, den Feind zu besiegen. Zerstörerische Gedanken wüten in meinem Kopf. »Guck dir deinen abstoßenden fetten Körper an. Ich bin zu dick. Ich nehme zuviel Platz ein. Ich hätte das nicht essen dürfen. Ich will zierlich bleiben.«

Fünftes Kapitel

Ich arbeite gerade in der Kinderabteilung, als Kim Speight zum Vorstellungsgespräch kommt. Sie hat einen blauen Rock und eine Lederjacke an und einen Taschenschirm unter den Arm geklemmt. Ihr langes braunes Haar hat sie hinten zu zwei dicken Zöpfen zusammengebunden, die auf- und abwippen, als sie die Treppe zum Büro hinaufgeht. »Arrogante Kuh«, murmele ich vor mich hin und spähe hinter meinem Regal hervor.

»Na ja«, überlege ich, als Kim eine Woche später bei uns anfängt. »Vielleicht ist sie gar nicht so arrogant, und wenigstens hat sie meine Altersklasse.« Also sage ich hallo, als ich sie im Lager treffe, und rede ein bißchen mit ihr. In der folgenden Woche veranstaltet *British Home Stores* einen Einkaufsabend für das Personal und deren Familien. Mama hat keine Zeit, und Kim bietet mir an, mich ihr und ihrer Mutter anzuschließen. Danach gehe ich noch mit zu Kim nach Hause, und ihre Mutter ist wirklich nett: Sie macht zum Abendessen Würstchen mit Kartoffelsalat, es schmeckt toll. Wir machen ein paar Witze über den Einkaufsabend und sind von nun an unzertrennlich: Sheila nennt uns die fürchterlichen Zwillinge.

Ich treffe mich auch noch mit Lisa Duxbury, aber nicht mehr so oft, denn sie hat ihren Kaufhaus-Job aufgegeben und macht jetzt eine Ausbildung zur Arzthelferin. Kim und ich stecken ständig zusammen; stundenlang hängen wir in ihrem Zimmer herum und probieren Kleider an. Ihre Eltern leben getrennt, und manchmal gehen wir zum Abendessen zu ihrem Vater. Er bestellt uns oft etwas beim Chinesen und hat immer Schüsseln voller Süßigkeiten im Haus. Kim stopft sich voll damit – Kim ist dünn; und irgendwie scheint es okay zu sein, wenn ich dasselbe tue. Ich stürze mich auf die Süßigkeiten, das Verbotene reizt mich. »Das ist schlecht, du bist schlecht«, flüstert die kleine Stimme, während ich kaue und schlucke, und anschließend ärgere ich mich über mich selbst.

»Was hast du für einen Taillenumfang, Kim?« frage ich sie und schaue sie neidisch an. Sie hat sich einen wunderschönen blauen Plisseerock gekauft, und ihre Taille sieht superschmal aus. Ich habe den gleichen Rock, aber an mir sieht er nicht so gut aus, weil meine Taille viel breiter ist. »55 Zentimeter«, antwortet Kim. Und damit beginnt das Spiel von neuem. »Okay«, nehme ich mir vor, »ich mache eine Diät.« Der Balanceakt, der mich gleichmäßig auf 45 Kilo gehalten hat, ist dahin, und holterdiepolter lande ich wieder im Reich der Zerrspiegel, wo dünn dick bedeutet und Nahrung Gier, und wo nur die Kalorientabelle regiert.

»Wollt ihr Mädels was vom Chinesen?« fragt Kims Vater eines Abends nach der Arbeit. »Ja, bitte«, antwortet Kim. »Nein, danke«, antworte ich. »Wirklich nicht?« fragt Kim. »Du hast heute fast nichts gegessen.«

»Ist schon okay, ich habe keinen Hunger«, lüge ich. Kim bestellt sich das, was ich sonst immer nehme und auch diesmal so gern gehabt hätte: Huhn mit Currysauce und Pommes frites. Ich sehe zu, wie sie ißt, kann es riechen und fast sogar schmecken. Ich habe Hunger und friere, und mein Magen knurrt ungnädig. Ich taste nach meinem Bauch, aber er ist nicht da, und für eine Weile befriedigt mich ein Gefühl der Überlegenheit. Später gehen Kim und ich nach oben, um uns umzuziehen, weil wir noch ausgehen wollen. »Teufel!« ruft Kim, als ich mich ausziehe. »Guck mal deinen Bauch an – er ist ja richtig eingesunken.«

Bei der Arbeit hängt mir mein Kittel lose am Körper. »Wow! Meine Beine sind länger geworden, und mein Po ist verschwunden!« stelle ich fest, als ich die Hände über meinen Rock gleiten lasse. »Was für ein Erfolg!« Wenn mir jemand etwas zum Naschen anbietet, sage ich: »Nein, danke.«

Zu Hause bekomme ich Ärger, und auch bei der Arbeit werde ich genau beobachtet. Ich werde in Frau Sansoms Büro zitiert, und sie und Herr Warner geben mir zu verstehen, daß sie meine Eltern informieren und mich entlassen werden, wenn ich nicht ordentlich esse.

Zu meinem Job gehören auch das Hinauf- und Hinuntersteigen von Leitern und das Heben schwerer Kisten, und offensichtlich denken sie, ich wäre dazu bald nicht mehr in der Lage. Weinend laufe ich zu Kim. »Aber Claire«, sagt sie, »du weißt doch, daß sie recht haben.« Die Stimme in meinem Kopf ist hartnäckig: »Sie wollen, daß du dick wirst!«

Vor den Augen aller muß ich nun täglich in die Kantine gehen und einen Salat hinunterquälen. Mama und Papa bedrängen mich zu Hause, und es ist mir unmöglich, nicht zu essen. Deshalb stoppt das Karussell erneut. Ich höre auf zu hungern und nehme ein bißchen zu.

Ein paar Monate später sehe ich mit meiner Mutter zusammen fern. Wir schauen uns einen Film über ein Mädchen namens Catherine Dunbar an. Ich bin hingerissen, denn die Schauspielerin, die die Catherine spielt, hat tolles langes Haar, und ich möchte mein Haar genauso lang wachsen lassen. Es ist die wahre Geschichte über ein dummes Mädchens, das sich in der einen Minute über ihr Gewicht beklagt und in der nächsten Minute alles mögliche in sich hineinstopft. »Was macht sie jetzt?« frage ich, als Catherine sich eine Handvoll Tabletten in den Mund steckt. »Sie nimmt Abführmittel«, erklärt Mama, und aus ihrer Stimme schließe ich, daß das etwas ganz Schreckliches ist.

»Ich lasse nicht zu, daß du so aus dem Haus gehst. Du siehst ja aus wie ein Flittchen!« wettert Papa. »Ich sehe nicht aus wie ein Flittchen«, widerspreche ich. »Sag es ihm, Mama.«

»Dein Papa hat recht, Claire«, antwortet sie. Ich mache auf Madonna, erste Klasse, und ziehe mich sogar an wie sie. Ich trage schwere Kreuze und Ketten, Handschuhe und massenhaft blauen Eyeliner. Meine Haare sind blond gefärbt und dauergewellt und wegen des zusätzlichen Effekts kopfüber gefönt. Unter meinem knappen Oberteil sieht man meinen schwarzen Büstenhalter, und ein winziger schwarzer Rock bedeckt meine Hüftknochen. »Das ist ja ein besserer Gürtel«, schimpft mein erzürnter Vater.

»Du kannst mir das nicht verbieten!« erwidere ich und stampfe zurück in mein Zimmer, wo Kim und Kevin, der Freund meines Bruders, auf mich warten. Sekunden später steht Papa in der Zimmertür. »Raus!« brüllt er Kim und Kevin an, und ich habe noch nie zwei Menschen so schnell verschwinden sehen. »Wenn du diese Klamotten nicht sofort ausziehst, werde ich sie dir vom Leib reißen, Benzin darübergießen und sie verbrennen«, droht er und geht aus dem Zimmer. Ich weiß, daß er es ernst meint. Weinend vor Frust ziehe ich den Rock aus und tausche ihn gegen eine Hose. Dann gehe ich nach Dunstable in den Pub *The Saracen's Head* und betrinke mich.

Für Kim und mich ist das *The Saracen's Head* unser zweites Zuhause – wir sind donnerstags da, freitags, samstags und sonntags. Ich befinde mich gerade in einer Art Scheißegal-Phase, betrinke mich mit Cidre und knutsche mit jedem herum. Ich bin noch immer paranoisch, wenn es um mein Gewicht geht, und esse nicht vernünftig. Aber nichts ist mir wichtiger, als im intaktem Madonna-Outfit aus dem Haus zu entwischen! Ich bin völlig verrückt und werde später auf dieses Jahr –

ich bin inzwischen 17 – als eines der glücklichsten meines Lebens zurückblicken.

Mein Job macht mir Spaß. Ich werde erste Verkäuferin und wenig später Abteilungsleiterin der Herrenmoden – es war immer mein Traum, Abteilungsleiterin zu werden, und ich bin sehr glücklich darüber. In meinem Verkaufsteam sind Claire McCann, eine feste Angestellte, und eine Studentin namens Veronika, die samstags und in den Ferien kommt. Veronika ist ein fülliges Mädchen, das aussieht wie ein Albino und einen nervösen Tick hat. Sie ist süß, aber entsetzlich schüchtern, und sobald sie jemand anspricht, wird sie über und über rot. Claire ist das komplette Gegenteil. Sie ist ein fröhliches, offenes irisches Mädchen, ein Jahr älter als ich, und hat als Metzgerin im Laden ihres Vaters gearbeitet. Sie ist stämmig, hat kurzes Haar und eine dicke Brille, und wir verstehen uns prima.

»Einmal haben meine Freundin und ich uns zum Spaß den Finger in den Hals gesteckt, um zu sehen, wie das funktioniert«, erzählt Claire eines Abends, als wir zusammen ausgehen. »Was meinst du damit?« frage ich. »Du weißt schon«, antwortet sie. »Du steckst dir den Finger in den Hals, um dich zu übergeben.«

»Oh«, sage ich.

Ich fahre nach Hause, esse zwei Orangenplätzchen, gehe ins Bad, binde mein Haar zum Pferdeschwanz, stelle das kalte Wasser an, klappe den Toilettendeckel hoch und stecke mir den Zeigefinger in den Hals. Nichts passiert. Ich versuche es noch einmal und schürfe mir aus Versehen mit dem Finger die Haut im Rachen auf. Ich huste. Ein weiteres Kratzen mit dem Finger, und ich muß wieder husten. Meine Augen werden feucht, und die Drüsen in meinem Hals beginnen anzuschwellen. Stocher, stocher; hust, hust. Mein Magen bäumt sich in Richtung Kehle auf, und da ergießt sich der Inhalt durch meine Finger in die Toilettenschüssel. Es stinkt erbärmlich, aber ich muß über die Schüssel gebeugt bleiben, spucke große Schleimklumpen aus und fummele nach dem Toilettenpapier, um meine verschmierten Hände abzuwischen. Es hat funktioniert.

Danach klappe ich den Klodeckel herunter und spüle ab. Ich lege meinen Kopf auf den grauen Klodeckelbezug aus Plüsch und lausche den tödlichen Gedanken, die durch meinen Kopf schwirren: »Ich muß unbedingt abnehmen, ich bin zu dick.«

»Ich muß höllisch auf mein Gewicht achten«, sage ich und mische mich in ein Gespräch über Diäten ein, das Claire und Janet Chin aus der Schuhabteilung führen. Claire und Janet sehen mich erstaunt an. »Wieso das denn?« ruft Claire überrascht. »Aber du bist doch so dünn!« betet Janet nach. »Ich finde mich dick«, antworte ich seelenruhig. »Und deshalb versuche ich, ein bißchen abzunehmen.« In Wahrheit hungere ich wie eine Wahnsinnige, und die Dinge gleiten mir aus den Händen.

Das Leben anderer Leute dreht sich um ihre Jobs, ums Nachhausekommen, um das Füttern der Kinder, ums Abendessen, ums Ausgehen, ums Spaßhaben. Mein Leben dreht sich um mein Gewicht, darum, wie dick ich aussehe, was ich essen darf, was ich nicht essen darf; und darum, wieviel ich essen muß, um meine Eltern zufriedenzustellen, damit sie nicht nörgeln, und Frau Sansom, damit sie mich nicht entläßt. Essen ist mein Lieblingsthema, vor allem die Frage, wie ich es wieder loswerde.

Es macht mir keinen Spaß, mir den Finger in den Hals zu stecken, und ich bin nicht besonders gut darin. Dafür bin ich aber brillant, wenn es darum geht, Abführmittel zu nehmen. Ich habe die Idee aus der ›Catherine‹-Dokumentation, die ich letzten Sommer im Fernsehen gesehen habe. Abführmittel haben Catherine zu beträchtlichem Gewichtsverlust verholfen. Gut, sie haben ihr auch zum Tod verholfen; aber sie litt ja auch an Magersucht, nicht wahr? Ich will dagegen nur ein paar Pfunde loswerden.

Beim ersten Mal nehme ich die empfohlene Dosis: Ich schlucke zwei braune Pillen mit Wasser und warte ab. Die Wirkung ist überwältigend. Ich überlege mir, daß ich schneller dünn werde, wenn ich die Dosis erhöhe.

»Um Himmels willen, du brauchst doch nicht noch mehr abzunehmen«, meint Claire. »Du siehst richtig krank aus. Und wo ist deine Persönlichkeit geblieben?«

»Aber ich fühle mich zu dick«, antworte ich. Ich rede mit meiner Freundin ziemlich offen über meine Eßprobleme und erzähle ihr sogar, daß ich Abführmittel schlucke. Wie ich hat sie keine Ahnung von den Schäden, die der ständige Mißbrauch von Abführmitteln im Körper anrichtet; sie macht sich Sorgen, weil ich nicht esse. »Wenn du so dick wärst wie ich, müßtest du dir den Kopf zerbrechen«, findet sie, »aber du brauchst doch wirklich keine Diät zu machen.« Sie bittet und fleht mich an zu essen und wird manchmal richtig böse.

»Mach nur weiter so«, schimpft sie eines Abends, als sie mich in ihrem Auto nach Hause fährt. »Mach nur weiter so. Mir tut das gut – ich nehme nämlich ab, weil ich mir Sorgen um dich mache.« Und das tut sie wirklich, die Ärmste. Sie hat Sorgen und Kummer, weil sie mit ansehen muß, daß ich nichts zu mir nehme. Ich verberge es vor jedem anderen, aber meiner Freundin gebe ich hin und wieder einen Einblick in das, was mit mir passiert. Ich habe ein schlechtes Gewissen, weil ich ihr das alles antue, und schreibe ihr einen Brief: ›*Es tut mir leid, daß ich Dir so viel Kummer bereite*‹, schreibe ich. ›*Ich verspreche, daß ich versuchen werde, mehr zu essen. Ich habe solche Angst, Dich zu verlieren. Du bist die einzige, die mich versteht, und ich wüßte nicht, was ich täte, wenn ich Dich nicht als Freundin hätte.*‹ Ich schiebe ihn durch die Ritze in ihrem Spind im Kaufhaus, es ist der erste von vielen unsicheren Briefchen.

Claire erzählt ihrem Vater von mir, und der dicke brummige Matt McCann verbringt anschließend ebenfalls Stunden, um mit mir zu reden. Er versucht mich zum Essen zu überreden und schlägt mir mehrmals vor, zu ihnen zu ziehen. Aber ich bleibe zutiefst mißtrauisch; niemandem gelingt es, das Brüllen in meinem Kopf übertönen, das mir immer wieder bescheinigt: »Du bist schlecht, du bist dick; du verdienst kein Essen.«

Anfang 1989 nehme ich 30 Abführtabletten pro Tag. Es müssen immer genau 30 sein, nicht 29 und nicht 31: Es ist ein Ritual. Mein Körper hat sich an die gigantischen Dosen gewöhnt, und da es inzwischen zwölf Stunden dauert, bis mein Darm reagiert, nehme ich die Pillen abends. Ich weiß, daß die Tabletten, die ich um sechs Uhr abends nehme, am nächsten Morgen um sechs Uhr wirken, und meine Toilettengänge sind abgeschlossen, ehe ich zur Arbeit fahre. Ich finde, ich beherrsche das alles sehr gut.

Ein Mädchen namens Rosaleen, das bei *British Home Stores* arbeitet, will in Schottland heiraten. Claire und ich sind zur Hochzeit eingeladen, und wir haben beschlossen, schon eine Woche früher hinzufahren, bei Rosaleens Familie in Hamilton zu wohnen und dort ein bißchen Urlaub zu machen.

Der Reisebus nach Hamilton fährt um Mitternacht ab und kommt am nächsten Morgen kurz nach sechs an. Claire und ich verbringen den Abend in einem Pub, wo wir uns mit einer Clique von Kollegen betrinken. Um zehn Uhr schlucke ich in der Damentoilette meine Abführpillen, in der Gewißheit, daß wir längst bei Rosaleens Familie angekommen sein werden, wenn sie wirken. Wir trinken so lange, bis es Zeit ist, zum Bus zu gehen. Dann wanken Claire und ich hinein, und als wir zu unseren Sitzen schwanken, rempeln wir unsere Mitreisenden mit unseren Taschen an.

Ein paar Stunden später beginnen mich schreckliche, nur allzu bekannte Müdigkeitsgefühle zu quälen, und meine Wahrnehmungsfähigkeit beginnt zu schwinden. »Oh, mein Gott«, schießt es mir durch den Kopf, »die Abführmittel wirken zu früh!« Es war ein Fehler gewesen, die Medikamente mit Alkohol zu vermischen. »Komm, nimm meine Schulter als Kissen«, meint Claire und kuschelt sich in ihren Sitz. Sie hat keine Ahnung, daß ich Abführtabletten genommen habe, und denkt, der Alkohol mache mich so müde.

An Schlaf ist nicht zu denken. Ich schließe die Augen, aber vor mir flirren tausend Pünktchen, und scharfe kleine Stiche schmerzen in meiner Brust. Mein grummelnder Magen beginnt seinen quälenden Anstieg zum Crescendo – »Oh, mein Gott, gleich kommt es!« denke ich. Ein gewaltiger Krampf schüttelt mich, und es bleiben mir nur Sekunden, um über Claire zu klettern und zum Klo zu rennen. Der Schmerz ist unerträglich – meine Eingeweide scheinen sich mitsamt ihrem Inhalt in die Toilette zu ergießen. Ich klammere mich an den Toilettensitz und verbrenne innerlich. Ein schrilles Piepsen ertönt in meinen Ohren, und mir wird schwarz vor Augen. Als der Schmerz nachläßt und meine Sicht klarer wird, säubere ich mich, so gut ich kann, und stolpere zurück zu meinem Platz. »Gut, daß es vorbei ist«, sage ich zu mir selbst. Aber leider ist es beim Mißbrauch von Abführmitteln nie vorbei, und während der Reisebus durch die Nacht schaukelt, renne ich ununterbrochen auf diese widerwärtige Toilette und zurück.

Schottland ist ein Alptraum. Es ist kalt, und ich bin gezwungen, mehr als sonst zu essen, um mich gegen die Kälte zu schützen und mir die Kommentare der anderen vom Hals zu halten. Zum Ausgleich stopfe ich zu jeder Tages- und Nachtzeit Tabletten in mich hinein. Wir mieten uns ein Auto und machen viele Besichtigungstouren, und ich muß ständig zur Toilette. Als wir von einem Ausflug zum Edinburgher Schloß zurückkehren, unterhalte ich mich gerade mit Rosaleens Vater, da erstarre ich plötzlich und breche in Tränen aus. Ein schrecklicher Unfall ist passiert! »Ist alles in Ordnung?« erkundigt sich Rosaleens Vater. »Kann ich bitte ein Bad nehmen?« schluchze ich. »Es dauert ein bißchen, bis das Wasser warm genug ist«, erklärt er und sieht mich verständnislos an. »Dann nehme ich ein kaltes«, antworte ich. »Ja«, höre ich ihn sagen, während ich die Treppe hinaufstürme. »Tu das.«

Abends gehen wir meist etwas trinken – Claire, Rosaleen und ich –, und da ich so ausgehungert bin, brauche ich nur wenige Gläser, dann bin ich betrunken. Eines Abends, als wir spät nach Hause kommen, gehe ich noch in die Küche, um mir ein Glas Wasser zu holen. Ein paar Krümel liegen auf der Arbeitsplatte, gleich neben einem Biskuitkuchen, den Rosaleen vor fünf Tagen zu ihrer Junggesellin-Abschiedsparty geschenkt bekommen hat. Der Kuchen ist mittlerweile vertrocknet, doch niemand hat ihn weggeworfen. »Den will ich«, denke ich und starre auf den winzigen Krümel mit dem Zuckergußklecks. Mit schlechtem Gewissen schnappe ich ihn und lasse ihn mir auf der Zungenspitze zergehen. »Das brauche ich jetzt«, sage ich zu mir selbst, breche rasch ein Stück vom Kuchen ab und stecke es mir in den Mund. Ich nehme ein größeres Stück und stopfe es hinein; dann noch eins und noch eins. Meine eiserne Kontrolle über meinen ausgezehrten Körper ist dahin, und ich werde zu einer Eßmaschine. Hemmungslos sitze ich auf dem Küchenboden und stopfe mir den Kuchen in den leeren Magen.

»Was machst du denn da?« Entsetzt sieht Claire zu, wie ich mir den vertrockneten Kuchen in den Mund schiebe. Sie zwingt mich, den Mund zu öffnen, und zieht den Kuchen heraus, den Rest schlägt sie mir aus der Hand. »Steh auf!« befiehlt sie. »Ich will ihn aber!« jammere ich hilflos, doch sie nimmt den Kuchen und rennt zur Hintertür, um ihn in die Mülltonne zu werfen. Ich hocke auf dem Boden und schluchze, als breche es mir das Herz. »Ist schon gut.« Claire kommt wieder zurück und eilt auf mich zu, um mich zu trösten. »Ist schon gut.«

»Bitte verlaß mich nicht«, schniefe ich an ihrer Schulter. »Ich verlasse dich doch nicht«, beruhigt sie mich und wiegt mich in ihren Armen. »Aber du wirst sterben, wenn du nicht endlich vernünftig wirst. Versprich mir, daß du von morgen an richtig essen wirst.«

»Ich verspreche es«, sage ich unter Tränen.

Am nächsten Morgen esse ich einen Toast zum Frühstück – ach ja, und 30 Abführtabletten –, aber ich bringe kein Mittagessen hinunter.

»Ich habe Hunger«, sage ich zu den anderen, als wir nach einem Abend mit Rosaleens Schwester nach Hause kommen. Wieder einmal bin ich sturzbetrunken. Vor aller Augen renne ich durch die Küche und öffne alle Schränke auf der Suche nach Chips, Brot, Keksen, egal was. Ich finde eine Packung Schokoladenkekse und beginne sie einen nach dem anderen hinunterzuschlingen. »Hör auf!« brüllt Claire, aber ich habe Heißhunger und lasse mich von niemandem aufhalten. »Laß das!« sagt sie und greift nach der Packung. Ich verziehe den Mund wie ein Baby und sehe sie haßerfüllt an. »Laß mich in Ruhe!« schreie ich und spucke dabei ein paar Krümel aus. »Was ist denn mit dir los?« Rosaleen kommt herein, sichtlich geschockt. »Ich will diese Kekse«, kreische ich, als Claire nach der Packung greift. »Du bist ja krank«, flüstert Rosaleen ungläubig. »Ich bin nicht krank!« brülle ich. »Wollt ihr nicht, daß ich etwas esse? Bin ich zu fett?«

»Wir müssen jetzt ins Bett gehen«, sagt Claire und versucht mich zu beruhigen, aber ich werde ohne die Kekse nirgends hingehen. »Ich bringe sie dir gleich nach oben«, meint Rosaleen und wird plötzlich aktiv. »Geh nach oben.« Also gehe ich, und Claire hilft mir in mein Nachthemd und bringt mich ins Bett. Rosaleen bringt die Kekse hinauf, setzt sich auf mein Bett und läßt mich drei Stück essen. Ich will mehr, aber sie erlaubt es nicht, und ich heule mir die Augen aus dem Kopf.

Später, als Claire schläft, schließe ich mich im Bad ein und stecke mir den Finger in den Hals.

»Hast du in Schottland anständig gegessen?« fragt Mama, als sie uns vom Busbahnhof abholt. »Ja«, antworte ich. »Stimmt das, Claire?« will sie von meiner Freundin wissen, die auf dem Rücksitz sitzt. Zum Dank für ihr Schweigen habe ich Claire versprochen, daß ich essen werde, sobald ich wieder zu Hause bin. »Ja«, antwortet sie tonlos und wechselt das Thema.

Sechstes Kapitel

»Fang bloß nicht wieder mit diesem Blödsinn an!« schimpft Mama. »Du setzt dich jetzt hin und ißt das!«

»Ich mag das nicht. Ich kann das nicht essen«, protestiere ich. »Was glaubst du eigentlich, was du uns da antust? Lisa ist so krank, und du meinst, du müßtest dich selbst krank machen«, sagt Papa. In ihrem verzweifelten Bemühen, mich zum Essen zu bringen, greifen meine Eltern zu den unterschiedlichsten Methoden. Eine ist, mir ein schlechtes Gewissen einzureden, eine andere, mir Ultimaten zu stellen. »Du wirst nicht ausgehen, meine Liebe, ehe du etwas gegessen hast«, droht meine Mutter eines Abends. Ich gehe an den Schrank, nehme eine Scheibe Knäckebrot heraus und ramme sie in meinen Mund. »So, jetzt habe ich gegessen«, sage ich und stürme hinaus. »Meine Güte«, keucht Mama, »du hast das gegessen wie ein Tier!«

Jede Mahlzeit ist ein Krieg, und ich habe meine Verteidigungsstrategien verfeinert. Wenn es Gemüsekuchen gibt, esse ich ein bißchen davon, dann kratze ich die oberste Schicht ab, verstecke das Gemüse darunter und begradige die Schicht, damit niemand sehen kann, was darunter liegt. Andere Teile des Essens verschwinden unter meinem Messer oder meiner Gabel. Meine verläßlichsten Verbündeten sind Drummer und unser neuer Schäferhund Sheba, die mit aufgesperrten Schnauzen unter dem Tisch liegen und darauf warten, den Feind zu vernichten.

»Du bringst dich noch selbst um«, prophezeien meine Eltern ununterbrochen. Dabei versuche ich doch nur zu leben; leicht und leer zu sein ist meine Art, mit dem

Leben fertig zu werden, meine Art zu überleben. Großvater hat mich seit dem Tag, als ich mich gewehrt habe, nicht angerührt, aber ich hasse meinen Körper trotzdem noch. Immer wieder denke ich, daß ich vielleicht richtig glücklich sein könnte, wenn ich diese schmutzige Hülle loswerden und schwerelos durch die Welt treiben könnte.

Jeden Tag überwache ich meine Entmaterialisierung. Meine Mutter hat die Waage versteckt, deshalb gehe ich früher zur Arbeit und stelle mich kurz auf die Waage im Sanitätsraum, ehe die anderen kommen. Bei jeder Gelegenheit schleiche ich wieder hinein, um mich zu wiegen, und jeden Abend unterziehe ich meinen Körper im Bad einer gründlichen Untersuchung. Wir haben zu Hause keinen großen Spiegel, nur einen, in dem man sich halb sehen kann, und der hängt über der Toilette. Wenn ich in der Badewanne stehe und mich umdrehe, kann ich sehen, wie meine Finger über meine Rippen gleiten. Dann klettere ich aus der Wanne und stelle mich auf die Toilette, um meine untere Hälfte zu inspizieren. Ich muß es schaffen, daß meine Hände sich fast berühren, wenn ich sie um meine Taille spanne. »Du bist immer noch zu fett«, sagt die Stimme, »du brauchst immer noch zuviel Platz.«

»Kann ich mal mit dir reden, Michael?« bitte ich meinen Bruder eines Abends nach einem anstrengenden Arbeitstag. Ich friere und habe beinahe ständig Schmerzen von den Abführmitteln, und das macht mir Angst. »Mama und Papa nerven mich die ganze Zeit, weil ich wieder essen soll«, sage ich. »Du bist ja auch blöd«, antwortet er ungerührt. »Aber ich habe Angst zu essen, weil ich Angst habe, dick zu werden«, erkläre ich ihm und fange an zu weinen. »Außerdem nehme ich Abführpillen«, schniefe ich. Zum ersten Mal gebe ich das vor einem Familienmitglied zu, und ich weiß selbst nicht, warum ich mir ausgerechnet Michael ausgesucht habe – er hat nicht den blassesten Schimmer, was Abführpillen sind. »Danach muß man aufs Klo«, erkläre ich zögernd. »Warum machst du das denn?« fragt er verständnislos. »Weil ich mich danach leichter fühle«, murmele ich, »aber ich habe Angst, denn ich habe solche Schmerzen dabei.« Er sieht mich entsetzt an. »Das werde ich Papa erzählen«, erklärt er und steht auf. »Nein, erzähl Papa nichts«, bitte ich. »Dann sage ich es Mama«, beharrt er. »Bitte sag es keinem von beiden.« Aber er tut es trotzdem.

Meine Eltern drehen vollkommen durch. Ich wünsche mir so, daß meine Familie mich versteht, aber sie haben Angst vor dem, was mit mir geschieht, und die Angst läßt sie wild um sich schlagen. »Was hast du vor? Willst du dich umbringen und uns mit?« schreit Mama in ihrer höchsten Stimme. Und Papa schlägt mir ins Gesicht, sehr heftig. Ich werde hysterisch, schreie, bis ich kaum noch Luft bekomme. Ich schnappe mir meine Handtasche und stürze aus dem Haus. Mein Bruder rennt mir über die Straße nach, aber ich bin so schnell, daß er mich nicht einholt. Meine Eltern springen ins Auto und beginnen die Straßen abzufahren.

Ich komme bis zum Pub *The Favourite* und rufe bei McCanns an. »Hier ist Claire. Bitte, helft mir, bitte!« rufe ich ins Telefon. »Sag uns, wo du bist, dann kommen wir und holen dich ab«, antwortet Matt, der am Hörer ist. Zehn Minuten später sehe ich, wie Claire und ihr Vater vor dem Pub halten. Als ich aus dem Haus komme, tauchen auch Mama und Papa auf. Ich renne zu meiner Freundin, die mich in den Wagen ihres Vaters zerrt. »Wir nehmen dich mit nach Hause«, erklärt Matt und steigt aus, um mit meinen Eltern zu reden.

»Komm, Claire«, sagt Mama und winkt mir durchs Fenster zu. »Du blamierst uns. Komm mit uns nach Hause.« Ich vergrabe mein Gesicht an der Schulter meiner Freundin. »Was soll ich machen?«

»Bleib bei uns«, flüstert sie. Aber ich mache mir Sorgen, denn ich weiß, daß das meinen Eltern nicht gefallen wird. Matt sagt zu ihnen: »Es hat keinen Sinn, sie mit nach Hause zu nehmen und mit ihr zu schimpfen. Ihrer Tochter geht es nicht gut.«

»Wir wissen einfach nicht, was wir machen sollen«, antwortet meine Mutter und fängt an zu weinen. Ich sage Claire auf Wiedersehen und steige aus dem Auto. »Ihre Tochter braucht Hilfe, Sie müssen doch sehen, daß sie Hilfe braucht«, höre ich Matt sagen, während ich langsam in Mama und Papas Auto steige.

Wir fahren schweigend nach Hause, zu geschockt, um etwas zu sagen, und gehen ins Wohnzimmer. Mein Vater setzt sich auf den Orgelhocker; er wirkt zerschlagen. Meine Mutter läßt sich aufs Sofa fallen, den Blick starr auf ihre wertvolle Sammlung aus Fotos vergangener und gegenwärtiger Schäferhunde gerichtet. Ich kuschele mich in einen Ohrensessel und blicke auf meine Hände. »Es tut mir so leid«, sage ich schließlich und fange an zu weinen. »Ich will euch nicht weh tun.«

»Wir müssen etwas unternehmen«, sagt Mama leise. »Ich vereinbare einen Arzttermin für dich.«

»Was kann ich für dich tun, Claire?« Dr. O'Donnell schaut mich über seine Lesebrille hinweg an. »Ich habe schreckliche Regelschmerzen«, lüge ich. »Kann ich ein Schmerzmittel haben.« Regelschmerzen? Ich kriege ja nicht mal meine Regel! »Natürlich«, antwortet er, schreibt ein Rezept aus und reicht es mir. »Danke.« Ich nehme meine Handtasche. »Ist sonst noch was, Claire?« fragt er. »Nein«, erwidere ich und gehe zur Tür.

»Könntest du dich für mich bitte einmal auf die Waage stellen«, sagt er plötzlich ganz beiläufig. Ich erstarre. »Wieso?«

»Ich möchte nur kurz dein Gewicht überprüfen«, antwortet er. »Nein«, wehre ich voller Panik ab. »Warum nicht?« will er wissen. »Es geht nicht«, erwidere ich, und meine Stimme zittert vor Angst. »Du kommst mir sehr dünn vor, Claire«, sagt er.

Plötzlich begreife ich, daß meine Mutter mit ihm gesprochen haben muß. »Tja, so kann man sich täuschen!« schimpfe ich wütend. »Ich wiege ungefähr 50 Kilo – das reicht doch wohl.«

»Gut, dann laß uns das schnell überprüfen, ja?« antwortet er geduldig. Die Schleusentore öffnen sich – »Ich kann nicht, ich kann nicht«, weine ich. Er kommt hinter seinem Schreibtisch hervor, führt mich zum Stuhl zurück und schiebt mir ein Päckchen Papiertaschentücher zu. Als ich meine Tränen getrocknet habe, sagt er mit sanfter Stimme: »Du mußt dich auf die Waage stellen.« Also mache ich es und wiege weniger als 45 Kilo.

»Bei deiner Größe müßtest du zwischen 53 und 65 Kilo wiegen«, sagt er nach einem Blick in seine Gewichtstabelle. Er zeigt auf eine rote Fläche in der Tabelle. »Dein Gesicht befindet sich genau hier unten in der Gefahrenzone.« Dann mißt er meinen Puls. »Du hast Untergewicht, und dein Puls ist zu niedrig«, verkündet er und macht sich ein paar Notizen.

»Hast du schon mal etwas von Magersucht gehört, Claire?« fragt er als nächstes, legt den Füller hin und sieht mich über seine Brille hinweg an. »Ja«, antworte ich mürrisch. »Du leidest daran«, sagt er. Aber ich glaube ihm nicht. »Nein, tue ich nicht«, widerspreche ich. »Wie kommst du darauf, Claire?«

»Diese Leute sind so richtig dünn«, antworte ich.

»Also gut«, sagt Dr. O'Donnell schließlich. »Ich möchte dich jede Woche hier sehen, außerdem werde ich dich ins Krankenhaus überweisen, an jemanden, der sich mit diesen Dingen auskennt.« Krankenhaus! »Muß ich ins Krankenhaus?« frage ich entsetzt. »Vielleicht«, antwortet er leise.

»Du hättest es ihnen nicht erzählen dürfen«, schimpft die Stimme in meinem Kopf. »Das war schwach, und jetzt werden sie dafür sorgen, daß du richtig fett wirst.« Eine Horde von Menschen hat sich gegen mich verschworen, und ich muß dringend etwas unternehmen.

Ich sage meiner Mutter, daß ich von jetzt an keine Abführmittel mehr nehmen werde; aber ich lüge und verstecke sie in meinem Zimmer unter dem Teppich. Ich fange an, regelmäßiger zu essen. Zum Frühstück esse ich eine Scheibe Knäckebrot mit Halbfett-Margarine. Mittags gibt es einen Teller kalorienreduzierte Gemüsesuppe. Abends esse ich ein Brötchen mit einem Klecks Streichkäse in der Mitte. Es ist ein Speiseplan zum Verhungern; aber ich komme damit durch, weil meine Eltern nichts von Kalorien verstehen. Sie sind einfach erleichtert, mich essen zu sehen.

Ich habe Angst. Ich will die Abführtabletten, die mich so krank machen, loswerden, und ich will nicht im Krankenhaus landen. Vorschnell gebe ich Claire McCann alle Tabletten. Sie legt sie in ihren Spind, und in dem Augenblick, als sie ihn zuschließt, bereue ich es.

Ich erfinde eine Geschichte, die ich Shirley, einem Mädchen aus dem Kaufhaus erzähle, und sie verspricht, mir aus der Mittagspause Abführtabletten mitzubringen. Auf dem Rückweg trifft Shirley Claire und gibt ihr die Tabletten für mich. Claire flippt aus. »Behalt sie doch alle, behalt sie nur!« brüllt sie, reißt alle Tabletten aus ihrem Schließfach und wirft sie mir vor die Füße. »Es tut mir so leid«, jammernd krieche ich über den Fußboden, sammle die Schachteln auf und denke mir: »Jetzt bin ich bei ihr zu weit gegangen.«

»Ich komme damit nicht mehr klar«, schreit Claire zurück. »Bitte, hör nicht auf, meine Freundin zu sein«, flehe ich. »Das werde ich auch nicht«, antwortet sie etwas ruhiger, »aber ich weiß nicht mehr, was ich tun soll.«

»Hör zu«, sage ich, »ich esse ein Sandwich« – nur, um sie zu beruhigen. Also gehen wir hinauf in die Kantine, und ich esse ein Sandwich. Danach gehe ich zur Toilette. Ich bin so wild entschlossen, die Nahrung wieder loszuwerden, daß ich gar nicht bemerke, daß meine Freundin mir gefolgt ist und mein Würgen mithört.

Verzweifelt ruft Claire McCann ihren Hausarzt an. Sie unterhält sich mit der Sprechstundenhilfe des Arztes und erfährt, daß deren Tochter Lesley seit Jahren magersüchtig ist. Sie lädt Claire und mich am nächsten Abend zu sich nach Hause ein, damit wir Lesley kennenlernen.

»Du versteckst dich also in weiten Klamotten«, sagt Lesley und mustert mich von oben bis unten. »Ich ziehe mich immer so an«, protestiere ich schwach und fühle mich elend. Lesley ist nur wenig älter als ich; sie hat kurzes braunes Haar und große Augen. Ihr Oberkörper ist sehr dünn, aber ihre Beine sind recht muskulös, weil sie so viel trainiert. »Du wirst bald keine Freunde mehr haben – so wie ich«, sagt sie. »Sie werden dich ins Krankenhaus stecken, wo du keinen Besuch bekommen darfst; du mußt im Bett bleiben und darfst dir nicht die Haare waschen. Aber«, fügt sie hinzu, »die Haare fallen dir sowieso aus.« Es klingt barbarisch. »Du wirst alles verlieren«, fährt sie fort, »also hör auf! Hör auf, solange du noch kannst.« Aber ich weiß nicht wie.

Ich gehe von jetzt an regelmäßig Sonntag nachmittags zu Lesley. Meine Mutter hätte das verhindert, wenn sie gewußt hätte, daß Lesley magersüchtig ist. Aber sie hält sie bloß für eine Freundin von Claire McCann. Wenn Lesley mich mit ihrem Auto abholt, trägt sie meist einen Dufflecoat gegen die Kälte, und ihre kleine Nase ist immer gerötet. Lesley ist konsequent magersüchtig, trotzdem gestattet sie sich jedesmal, wenn sie Aerobic gemacht hat, eine richtige Mahlzeit. Ich hingegen lebe von weniger als 250 Kalorien am Tag.

»Steig ins Auto, Knochengerüst«, fordert Lesley mich auf und betrachtet meine bleistiftdünnen Beine unter dem schwarzen Rock. Mir ist kalt und übel. Meine Augen liegen inzwischen tief in ihren Höhlen, und meine Eltern sind verzweifelt. Oben in Lesleys Zimmer kuschele ich mich an den Heizkörper. Sie hat eine Packung Pralinen geschenkt bekommen. »Die rautenförmigen Pralinen mag ich gern«, sage ich. »Möchtest du eine?« fragt sie und kramt nach einer der rosa eingewickelten Süßigkeiten. »Ich kann nicht«, antworte ich, als sie eine Praline herausfischt und mir hinhält. Ich möchte gern, kann mich aber nicht überwinden, sie zu nehmen. Ich bin dick, schmutzig und abstoßend und verdiene nichts Schönes. »Komm schon«, sagt Lesley. »Ich kann nicht«, beharre ich. Lesley bedrängt mich weiter, so daß ich schließlich verspreche, die Praline am nächsten Sonntag zu essen. Lesley legte sie für mich zur Seite, und ich ärgere mich die ganze nächste Woche darüber.

»Gott, du siehst ja schrecklich aus!« ruft Lesley am nächsten Sonntag. Wir gehen sofort in ihr Zimmer, und ich nehme meinen Platz neben der Heizung ein. Lesley gibt mir meine Praline und sucht sich selbst eine aus. »So«, sagt sie, »ich esse jetzt diese hier, und du ißt deine Schokolade.« Die Heizung brennt in meinem Rücken, aber ich friere so, daß ich es nicht spüre. »Ich kann nicht«, erkläre ich weinend, und die Tränen laufen über mein Gesicht. »Also gut«, sagt sie, nimmt mir die Praline aus der Hand und wickelt sie aus. »Ich hole ein Messer und schneide sie durch.« Sie gibt mir eine Hälfte, aber ich habe Angst, sie in meinen Mund zu stecken – wenn ich einmal anfange zu essen, kann ich vielleicht nicht wieder aufhören. Lesley schneidet die Hälfte in Viertel, doch ich schluchze und schüttele den

Kopf. Nach langem Hin und Her überredet Lesley mich, ein Stückchen zu essen, das noch kleiner ist als das obere Stück meines Fingernagels. Ich fühle mich so elend, daß ich noch mehr Abführpillen nehmen muß, als ich nach Hause komme.

Siebtes Kapitel

»Sie ist zu dünn. Sie ist so schrecklich dünn«, sagen sie, und ihre Gesichter schweben wie riesige Monde über mir. Ich liege auf einem Berg aus Scherben und zerbrochenen Glühbirnen, während Ärzte und ein paar ›Lassen Sie mich bitte durch, ich bin Krankenschwester‹-Kundinnen über meinen Zustand beraten. Ich habe versucht, die Treppe zum Lager hinaufzulaufen, aber die Stufen waren plötzlich nicht mehr da. Schwarze Flecken haben meine Sicht getrübt, und ich konnte nicht mehr atmen. »Ich kann das nicht hin, ich schaffe es nicht«, habe ich gedacht und nach einem Kollegen oder einer Kollegin Ausschau gehalten. »Dawn!« habe ich gerufen, als ich die Beleuchtungstechnikerin im Nebel auftauchen sah. Aber als sie sich umdrehte, haben meine Beine nachgegeben und ich bin in ein Glasregal mit Glühbirnen gefallen. Offensichtlich war ich zehn Minuten lang ohnmächtig. Man bringt mich in den Sanitätsraum, und Frau Sansom schlägt mir vor, den Rest der Woche zu Hause zu bleiben.

»Du bist zu krank zum Arbeiten«, erklärt Dr. O'Donnell, als ich ihn das nächste Mal aufsuche. »Du solltest bald einen Termin im Krankenhaus vereinbaren, bis dahin schreibe ich dich krank.« In die Krankmeldung für Frau Sansom schreibt er taktvollerweise etwas von Verdauungsproblemen. Ich bin froh, daß ich nicht mehr zur Arbeit muß; es hat mich zuletzt ungeheure Anstrengung gekostet, nur ein Paar Schuhe ins Regal zu räumen. »Sie ist dicker«, kreische ich mit schriller Stimme. »Was hast du mit der Suppe gemacht? Sie ist dicker.«

»Ich habe nichts damit gemacht, Claire«, sagt Mama. »Ich kann sie nicht essen. Ich kann nicht. Du willst mich vergiften.«

»Um Gottes willen, Kind, sieh dich doch nur an!« schreit sie und verliert die Geduld. »Du bist doch nur noch Haut und Knochen! Und du wirst nicht eher vom Tisch aufstehen, bis du die Suppe gegessen hast.« Also drehe ich jeden Löffel im Mund herum, ehe ich ihn hinunterschlucke, und spucke alles, was mir auch nur ein bißchen klumpig erscheint, auf den Teller zurück.

Danach beschließe ich, mittags nie mehr Suppe zu essen. Statt dessen schneide ich mir eine dünne Scheibe Käse ab und trinke eine Tasse Kakao aus Magermilch. Den Käse esse ich auf ganz besondere Weise. Ich fütterte die Hälfte an Sheba, dann knabbere ich an dem Rest herum und klebe kleine Stückchen mit der Zunge an meinen Gaumen, um den Geschmack länger auszukosten. Den Kakao trinke in kleinen Schlückchen und versuche, den Käse nicht eher runterzuschlucken, bevor die Tasse leer ist. Es ist ein elendes Ritual, aber irgendwie macht es das Essen erträglicher.

Da ich jetzt nicht mehr arbeite, lege ich mir selbst einen starren Tagesrhythmus auf. Nachdem meine Eltern und Michael zur Arbeit und Lisa zur Schule gegangen sind, beginne ich mit Bauchübungen. Ich lege mich flach auf den Boden, strecke die Arme über den Kopf, hebe langsam die Beine, wobei ich bis zehn zähle, dann senke ich sie und zähle wieder bis zehn. Hoch und runter, immer weiter, bis mir alles weh tut. Ich dusche und untersuche meinen Körper, dann verstekke ich ihn in einem weiten Jogginganzug. Ich bürste meine Haare, wobei mir dicke Büschel ausfallen; außerdem entdecke ich lange Strähnen auf meinem Kopfkissen.

Um Punkt acht Uhr gibt es Frühstück, keine Minute früher oder später. Dann putze ich das Haus von oben bis unten – sauge auf jedem Quadratzentimeter Staub, wienere und poliere alles – obwohl es von der Putzaktion vom Vortag noch makellos sauber ist. Jede Stunde unterbreche ich zur vollen Stunde meine Arbeit und renne durchs Haus. Ich quäle mich fünfmal die Treppen rauf und runter, laufe in jedes Zimmer und um jedes Bett herum, dann renne ich aus der Hintertür und umkreise den Garten zehnmal. Ich beende mein Programm mit 20 Kniebeugen. Und dabei zähle ich die ganze Zeit Kalorien – 21, 22, 25 – und rechne aus, wieviel meines Frühstücks ich verbrannt habe. »Du mußt Kalorien verbrennen, du faule Kuh«, drängt die Stimme in meinem Kopf. Wieder und wieder laufe ich zum Badezimmerspiegel, um mich daran zu erinnern, wie häßlich und abstoßend ich bin und wie dringend ich abnehmen muß.

Das Mittagessen findet pünktlich um zwölf statt. Danach gestatte ich mir, mich hinzusetzen und ein wenig fernzusehen. Manchmal hole ich Sheba zu mir, vergrabe mein Gesicht in ihrem rauhen Fell und weine. Dann zwinge ich mich, vom Sofa aufzustehen, um spazierenzugehen – ich nehme die Hunde nicht mit, da ich zu schwach bin, sie zu halten. Ich gehe an den Geschäften in der Nachbarschaft vorbei weiter bis zu denen, die ein paar Kilometer entfernt liegen. Es ist ungeheuer anstrengend. Meine Beine sind entweder wie Wackelpudding oder schwer wie Blei. »Ich bin müde, weil ich faul bin«, rede ich mir ein. »Meine Beine sind schwer, weil sie zu dick sind.« Mein Spiegelbild in den Schaufensterscheiben beweist es. Ich quäle mich durch den Park und flüstere meinen Spruch vor mich hin: »Was du heute ißt, schleppst du morgen mit dir herum.«

Den Nachmittag verbringe ich damit, das Abendessen für die ganze Familie vorzubereiten – Quiche oder Pasta, und jedesmal gibt es ein Dessert, zum Beispiel Apfelstrudel. Das Kochen ist für mich eine Prüfung, bei der ich mir beweise, wie stark ich bin und daß ich meinen abstoßenden Körper unter Kontrolle habe. Wenn ich etwas verschütte, widerstehe ich der Versuchung, es mit dem Finger aufzuwischen und daran zu lecken. Wenn ich geriebenen Käse über ein Gericht streue und etwas daneben fällt, nehme ich den Käse und streue ihn erneut auf das Essen. Manchmal überkommt mich der dringende Wunsch, einen großen Löffel zu nehmen und in die Sauce zu stecken, aber ich bin diszipliniert. »Schließlich«, summt die Stimme in meinem Kopf, »eine Sekunde an den Lippen – einen Monat auf den Rippen!«

Wenn ich mit dem Essen fertig bin, renne ich noch ein bißchen durchs Haus, bis mein Vater von der Arbeit nach Hause kommt – es ist verrückt, ich weiß, aber Herumsitzen bedeutet Faulheit, und ich bin eine fette Kuh, die trainieren muß. Mama arbeitet als Büroangestellte im Klinikum von Luton und Dunstable, und abends holen Papa und ich sie mit dem Auto ab. Ich bin immer froh, wenn ich meinen erschöpften Körper auf den Rücksitz fallen lassen kann. Ich sitze gern im Auto, es ist warm, und ich habe keine andere Möglichkeit, als stillzusitzen. Die Fahrt bedeutet für mich das Ende meiner täglichen Aktivitäten, denn wenn die Familie zu Hause ist, habe ich keine Chance, wie eine Besessene durchs Haus zu rennen.

Wenn meine Mutter einsteigt, wirft sie mir jedesmal einen prüfenden Blick zu und schüttelt den Kopf – es hat sich nichts geändert, es wird immer schlimmer mit mir. Während der ganzen Heimfahrt habe ich Angst. Wird Mama mich fragen, was ich heute gegessen habe? Werden die anderen mich zwingen, etwas von dem zu essen, was ich gekocht habe? Ich sehe zu, wie meine Familie kaut, und bin neidisch, weil ich das auch gern tun würde. Aber da ich in meinen Ritualen und Zwängen gefangen bin, darf ich außer meinem üblichen Brötchen und meiner Cola Light nichts essen. Wenn ich mich an die Regeln halte, schlafe ich nachts ruhiger, denn dann weiß ich, daß ich alles dafür getan habe, um dünn zu werden. Wenn ich etwas zusätzlich zu meinem Speiseplan gegessen habe, bestrafe ich mich mit Abführtabletten.

Meine Familie hat Glück, wenn sie ein Wort aus mir herausbekommt. Die meiste Zeit schließe ich mich mit meinen Kassetten in meinem Zimmer ein – immer wieder spiele ich dieselben traurigen Balladen der Carpenters, zum Beispiel ›Eve‹. Wenn ich in Karen Carpenters melancholische Texte eintauche, weine und weine und weine ich. Es kommt mir so vor, als sei sie die einzige, die meinen Kummer versteht.

»Ich gehöre nicht hierher«, denke ich immer wieder, wenn ich Mama, Papa, Michael und Lisa ansehe, wie sie vor dem Fernseher sitzen und erzählen. Aber ich weiß nicht, wohin ich sonst gehöre. Ich ziehe mich von meinen Freundinnen zurück, sogar von Claire McCann. Sie kommt mich besuchen, und ich tue so, als freute ich mich. Ich mache ein paar Witze und lache und singe manchmal ein bißchen. Doch dabei denke ich die ganze Zeit: »Sie kennt mich nicht. Sie glaubt, ich sei ein nettes Mädchen, aber das bin ich nicht – ich bin eine gemeine Lügnerin.«

»Du mußt aus dem Haus gehen und was erleben«, findet Claire McCann. »Ich habe aber keine Lust auszugehen«, widerspreche ich. »Du kommst mit, und damit basta!« befiehlt sie einfach. Also ziehe ich eine Jeans an, Größe 34. Ich binde mir einen Gürtel um die Hüften, zurre die Jeans damit fest und schließe den Gürtel im letzten Loch. Die Jeans schlottern, und da, wo mein Po sein sollte, ist nur ein Stoffklumpen. Papa muß mir unbedingt noch ein Loch in den Gürtel machen, aber ich traue mich nicht, ihn zu fragen, weil ich weiß, daß er schimpfen wird. Ich ziehe den Gürtel aus, um zu schauen, ob ich es selbst kann, und meine Jeans rutschen auf die Hüftknochen. Das Überlegenheitsgefühl, das ich für den Bruchteil einer Sekunde verspüre, ist irgendwie irreal.

Im Pub starren die Leute mich an, und wenn ich zurückgucke, schauen sie schnell weg. »Sie finden mich zu dick«, rede ich mir ein, vor allem dann, wenn mich eine schlanke Person anschaut. Der Gedanke, daß ich ein katastrophaler Anblick bin, kommt mir nicht. Ich habe mir die Augen dick geschminkt und Rouge auf die Wangenknochen getupft, damit ich wenigstens halbwegs anständig aussehe. Ich bilde mir ein, daß ich so weniger häßlich bin. In Wahrheit betone ich meine knochigen Züge und sehe noch schlimmer aus, aber das erkenne ich nicht.

Claire und ihre Schwester Helen unterhalten sich über die Typen im Pub und diskutieren, wer ihnen gefällt. Ich sehe mir lieber die anderen Mädchen an. »Die hat eine gute Figur«, denke ich. »Die nicht. Gott, ist die dünn.«

»Ist die nicht toll schlank?« frage ich Claire. »So schlank wäre ich auch gern.« Claire sieht mich an und sagt: »Um so schlank zu sein, müßtest du mindestens zehn Kilo zunehmen.«

»Pah, sie hat mich noch nicht nackt gesehen«, denke ich. »Es liegt nur am Licht, wenn ich dünner aussehe, als ich tatsächlich bin: Ich weiß, daß ich richtig fett bin.«

Die anderen trinken Bier, aber ich bleibe bei Leitungswasser. Ich nehme keine Cola Light, aus Sorge, der Mann hinter der Theke könnte mir aus Versehen normale Cola geben. Wasser aus der Flasche rühre ich ebenfalls nicht an, es könnte ja ein Spritzer Fruchtsaft darin sein, der etwa 0,2 Kalorien ausmacht! Ich versuche, mich am Gespräch zu beteiligen, aber am liebsten würde ich nach Hause gehen und meine Musik hören. Der Pub ist brechend voll, alle Leute schwitzen, doch mir ist eiskalt und ich zittere. »Mein Gott«, meint Claire, »du bist ja ganz blau im Gesicht! Setz dich einen Moment.« Meine Freundin läuft zur Theke und kommt mit einer Limonade zurück. »Trink das!« befiehlt sie. Da ich Angst habe, ohnmächtig zu werden und ihr den Abend zu verderben, trinke ich. Aber ich büße dafür – an den nächsten drei Tagen nehme ich Abführtabletten.

Abends sehe ich meist ein bißchen fern, bevor ich noch einmal dusche oder bade. Meinen Vater macht das verrückt. »So eine Wasserverschwendung!« schimpft er. Aber ich muß mich waschen, ich rieche wirklich. Zum tausendsten Mal an diesem Tag begutachte ich im Spiegel meinen Körper. Dann gehe ich in mein Zimmer, um mein Tagebuch zu schreiben. Es ist kein richtiges Tagebuch, nur eine Sammlung von Notizen, die ich mir in ein Heft mache. Jeder Eintrag dreht sich um das, was ich an diesem Tag gegessen habe. Ich zähle meine Kalorien zusammen und addiere immer etwas dazu, um ganz sicher zu sein. Neben das Ergebnis kritzele ich die Wörter »Schwein«, »Fette Kuh« oder »Gefräßige Ziege«. Dann liege ich frierend auf meiner elektrischen Heizdecke. Drei Federdecken können mich nicht wärmen.

Ich bin völlig erschöpft, kann aber nicht schlafen. Ich weiß nicht, daß ein Mensch am Tag ungefähr 1.100 Kalorien aufnehmen muß, um überhaupt schlafen zu können. Lesen hilft auch nicht – ich kann mich nicht konzentrieren, und Gedanken ans Essen quälen mich bei jeder Seite. Mein Magen knurrt, und meine Gedanken rasen. Ich überlege noch einmal, was ich gegessen habe, was ich nicht gegessen habe, was ich morgen essen werde. Ich möchte keinen falschen Eindruck erwecken, ich liebe Essen – aber für mich kommt es nicht in Frage.

Während ich auf den Schlaf warte, bete ich: »Lieber Gott, mach mich morgen schlanker.« Oft weine ich auch. Um Lisa nicht zu wecken, ersticke ich mein Schluchzen mit Gizmo, einem alten Teddybär. Sein Fell ist ganz abgewetzt und klebt. Wenn ich schließlich doch einschlafe, träume ich von den Süßigkeitenregalen im Supermarkt. Die Träume sind so lebendig, daß ich beim Aufwachen einen süßen Geschmack im Mund habe und vor Entsetzen über das, was ich getan habe, zittere. Ich taste nach meinem Bauch und stelle dann zu meiner Erleichterung fest, daß ich sicher im Bett liege.

Meine Mutter ist hartnäckig. »Wir essen heute mittag in der Stadt, und du wirst ein Käsebrötchen essen.«

»Ich kann nicht, Mama«, antworte ich, »das ist zuviel. Wenn ich das esse, werde ich zu dick.«

»Du ißt es, und damit basta«, erklärt sie. »Dann frühstücke ich nicht«, antworte ich, »und heute abend esse ich auch nichts.«

»Mach, was du willst«, sagt sie seufzend.

Wir gehen in der Stadt in ein Café und setzen uns. »Du nimmst eine Tasse Schokolade«, bestimmt sie. »Auf keinen Fall!« protestiere ich energisch. Sicher ist sie aus Vollmilch. Mama gibt nach – sie hat Angst, ich könnte mitten im Café eine Szene machen –, aber sie bestellt mir ein Käsebrötchen und für sich ein Sandwich.

Das Brötchen ist riesig. Es hat eine dicke, harte Kruste und ist mit so viel Käse belegt, daß er an den Seiten herausquillt. Ein furchterregender Anblick. Ich beiße hinein, und es schmeckt scheußlich. Es ist wirklich widerwärtig, und ich bin froh, als Mama sagt, ihr Sandwich sei auch nicht besonders. »Siehst du«, sagt die Stimme, »du verdienst es nicht, und du sollst es auch nicht haben.« Also esse ich alles auf, nur um mich zu bestrafen.

Anschließend bummeln wir ein wenig durch die Stadt. In meinem Kopf dreht sich alles, und meine Beine scheinen gar nicht zu mir zu gehören. Ich berühre sie ständig, um zu kontrollieren, ob sie noch da sind. »Können wir uns ein bißchen setzen, Mama?« frage ich, als die Schmerzen in meiner Brust mir den Atem nehmen. Sie drückt mich auf eine Bank vor dem Rathaus, und während sie zum nächsten Kiosk rast, sehe ich zu, wie sich die Tauben um ein Stück Brot zanken. Sie kommt mit einem Schokoriegel zurück und besteht darauf, daß ich ein Stück davon esse. Ich nehme einen kleinen Bissen, und Zack! – es ist, als habe mir jemand eine Dosis Heroin verpaßt. Mein Energiespiegel schießt in die Höhe, und ich renne auf die Tauben zu. Sie flattern aufgeregt über meinem Kopf, und ich kichere hysterisch wie eine Betrunkene. Meine Mutter sieht ängstlich aus und bietet mir nichts mehr an.

Achtes Kapitel

»Werden Sie mich wiegen?« Mißtrauisch bleibe ich an der Tür stehen. »Nein, Claire«, antwortet Dr. Pinto, der hinzugezogene Psychiater, mit indischem Akzent. »Ich interessiere mich nicht für Ihr Gewicht, ich interessiere mich für Sie.« Mein Krankenhaustermin ist fällig geworden, und meine Mutter hat mich ins Klinikum von Luton und Dunstabel begleitet.

Dr. Pinto zeigt auf zwei Stühle, die vor seinem Schreibtisch stehen, und Mama und ich setzen uns. »Was führt Sie zu mir, Claire?« fragt er. »Dr. O'Donnell ist anscheinend der Meinung, ich esse nicht genug«, murmele ich. »Was essen Sie denn, Claire?« fragt er und sieht mich aus seinen schmalen braunen Augen an. Sie erinnern mich an Adleraugen. »Sie ißt so gut wie nichts«, mischt Mama sich ein. »Sie ist während der Arbeit zusammengebrochen und kann kaum von einem Zimmer ins andere gehen, ohne außer Atem zu geraten.«

»Sei gefälligst still!« wünsche ich mir im stillen. Das ganze ist mir peinlich, ich komme mir wie ein ungezogenes Schulmädchen vor. Dr. Pinto hört aufmerksam zu, quittiert jedes meiner Fehlverhalten mit einem kurzen Nicken. Mama ist nicht zu stoppen. »Sie wiegt sich mindestens hundertmal am Tag«, erzählt sie. »Wir haben herausgefunden, daß sie Abführmittel einnimmt.«

»Claire«, unterbricht Dr. Pinto sie, »sind Sie sich darüber im klaren, daß Abführmittel Ihrem Körper lebenswichtige Flüssigkeiten entziehen und Ihren Elektrolyten- und Kaliumhaushalt aus dem Gleichgewicht bringen? Sie sind sehr gefährlich und können zum Herzversagen führen. Verstehen Sie mich?« Die Farbe weicht aus Mamas Gesicht, und ihr Mund öffnet sich zu einem stillen »Oh«. »Ja, ja, ja«, denke ich. »Aber mir passiert das nicht.«

»Ich finde, Sie sollten eine Weile in die Faringdon-Klinik kommen, Claire«, erklärt Dr. Pinto am Ende unseres Gesprächs. Auf keinen Fall! Es ist die psychiatrische Abteilung – über die wir uns in der Schule immer lustig gemacht haben. Ich würde als Verrückte abgestempelt, alle meine Freunde verlieren. »Ich esse zu Hause besser, das verspreche ich«, antworte ich schnell, und ich meine es ernst, wirklich. »Also gut«, willigt er ein. »Sie haben bis Donnerstag Zeit zuzunehmen, sonst müssen Sie ins Krankenhaus. Doch vorher möchte ich Ihr Herz mit Hilfe eines Elektrokardiogramms überprüfen und ein paar Bluttests machen.«

Mit meinen Akten in der Hand begleitet meine Mutter mich in die Abteilung, in der das EKG und die Bluttests gemacht werden sollen. Es ist nur ein kurzer Weg; aber ich bin so erschöpft von allem, daß mir nicht auffällt, daß die Worte ›Anorexia nervosa‹ auf die Akte gekritzelt wurden. Ich entkleide mich bis auf meinen Slip und lege mich auf eine Liege. Die Krankenschwester bestreicht meine Brust mit einer kalten glitschigen Masse und befestigt kleine schwarze Saugnäpfe, die über Kabel mit einem Gerät verbunden sind, das meinen Herzrhythmus aufzeichnet. »Finden Sie, daß ich dick bin?« frage ich die Krankenschwester. Sie sieht mich an. »Sie sind furchtbar dünn, meine Liebe«, sagt sie. »Sie müßten mal was Ordentliches essen.«

In einem anderen Raum versucht eine andere Krankenschwester, mir Blut abzunehmen. Sie findet keine Vene und stößt, stößt, stößt mir die Nadel in den Arm. Ich bin so kalt und unterernährt, daß meine Venen sich zurückgezogen haben und kaum noch sichtbar sind. »Essen Sie etwas Süßes, Kind«, sagt die Schwester »Dann fühlen Sie sich besser.« Wenn sie sich die Mühe gemacht hätte, auf meine Akte zu schauen, hätte sie festgestellt, daß Süßigkeiten das letze sind, was mir hilft, mich besser zu fühlen. Endlich gelingt es ihr, ein wenig Blut in ihr Teströhrchen zu zapfen, und meine Mutter und ich können nach Hause gehen.

Zu Hause esse ich pflichtgemäß ein Sandwich, wie ich es versprochen habe, aber beim Abendessen falle ich in meine alten Gewohnheiten zurück. Ich schlüpfe in meinen einteiligen blauen Fleeceanzug ich nenne ihn meinen Strampelanzug – und gehe früh ins Bett. Ich liege da und versuche den Gedanken zu verdrängen, ich könnte in einer Irrenanstalt enden, als Papa seinen Kopf zur Tür hereinstreckt.

»Hallo, Süße«, sagt er. Er hat mir eine Zeitschrift mit Diätrezepten gekauft. »Was hältst du davon, wenn wir Mama überreden, dir davon etwas zu kochen?« fragt er. Er setzt sich auf die Bettkante und blättert die glänzenden, appetitanregenden Seiten durch. Ich schüttele den Kopf. »Ich kann nicht«, antworte ich. »Claire, bitte; Süße, bitte.« Seine Stimme beginnt zu zittern. »Es bricht mir das Herz, dich so zu sehen.«

»Papa, ich kann nicht«, antworte ich und fange an zu weinen. »Ich liebe dich, und ich wünschte, ich könnte es, aber ich kann nicht.« Die Tränen rinnen über Papas Gesicht und tropfen auf die schimmernden Seiten. Wenn ich jemand zuliebe hätte essen wollen, dann für meinen Vater an diesem Tag.

Vier Tage später sitzen meine Mutter und ich wieder im Wartezimmer bei Dr. Pinto. Mama blättert eine Frauenzeitschrift durch. Sie zeigt auf ein Foto mit einem Pudding. »Soll ich dir so einen mal machen?« fragt sie sanft. »Nein«, antworte ich kalt und wende mich ab. Ich kann inzwischen gar nicht mehr schlafen und fühle mich wie tot.

In Dr. Pintos Sprechzimmer gebe ich mir alle Mühe, hellwach zu wirken, aber die Gesichtszüge des Arztes verschwimmen ständig vor meinen Augen, und es fällt mir schwer, dem zu folgen, was er sagt. »Wie geht es Ihnen?« fragt er. »Gut, danke«, antworte ich automatisch. »Claire«, sagt er, »ich habe die Ergebnisse Ihres EKGs, und es wäre unverantwortlich, wenn ich Ihnen verschweigen würde, daß Sie sterben können.« Ich zucke zusammen; Mamas Gesicht erstarrt. »Ihr Körper hat sämtliche Muskelmasse bereits aufgezehrt und greift nun Ihr Herz an«, fährt Dr. Pinto fort. »Wenn wir nicht unverzüglich Nahrung in Sie hereinbekommen, kann Ihr Herz versagen. Verstehen Sie, was ich sagen will, Claire?« Ich nicke dumpf und denke: »Jetzt übertreibt er aber, oder?«

»Ich möchte gern, daß Sie ins Krankenhaus kommen«, sagt Dr. Pinto. »Nein«, protestiere ich schwach. »Ich denke, Sie müssen ins Krankenhaus kommen«, sagt er und fügt hinzu: »Wissen Sie, wenn Sie nicht freiwillig kommen, haben wir Mittel, Sie ohne Ihr Einverständnis einzuweisen.«

Mir bleibt keine Wahl. Dr. Pinto will, daß ich ins Krankenhaus gehe, und Dr. O'Donnell auch. Wenn ich nicht einwillige, werde ich zwangsweise eingewiesen. Daheim flehen meine Eltern mich an, zu gehen – ihre Bitten werden immer verzweifelter und münden in eine Flut von Tränen. Ich habe Angst vor dem Krankenhaus, gleichzeitig sehne ich mich nach jemandem, der sich um mich kümmert. Ich fühle mich wie ein Dompteur im Löwenkäfig. Seit Jahren habe ich die Peitsche über meinen Schützling geschwungen. Doch nun ist der Löwe groß geworden und hat Hunger. Wenn ich keine Schützenhilfe kriege, muß ich befürchten, daß ich die Gewalt über ihn verliere und er mir den Kopf abbeißt. »Okay«, willige ich ein. »Ich gehe.« Mama weint noch ein bißchen vor Erleichterung, dann trocknet sie sich die Augen und ruft in der Klinik an.

Später an diesem Abend fährt sie mich zu Claire McCann. Ich sitze auf Claires Bett, den Rücken an die Wand gelehnt. Ich kann kaum noch gleichzeitig sprechen und atmen, und die Augen fallen mir immer wieder zu. »Ich gehe ins Krankenhaus«, erkläre ich. Meine Freundin bricht in Tränen aus und umarmt mich. »Gott sei Dank«, sagt sie weinend. Ich weine ebenfalls. »Ich habe Angst«, schluchze ich. »Ich weiß«, sagt Claire, »Aber es ist das beste so. Du kommst nicht mehr klar damit. Das ganze ist für dich und mich zu mächtig geworden.«

Am Wochenende packe ich meinen Kram zusammen: Ich nehme Gizmo mit und stopfe eine Notreserve Abführtabletten unter den Pappboden meiner Reisetasche – für alle Fälle. Ich lese die Hochglanzbroschüre über die Faringdon-Klinik. Sie sieht wirklich ganz gut aus – ein bißchen wie ein Hotel. Statt Kittel tragen die Schwestern normale Kleidung; und auch die Patienten tragen Tageskleidung; sie sind nicht zu Schlafanzügen und Nachthemden verpflichtet – oder zu Zwangsjacken! Es gibt eine Tischtennisplatte und ein Dartsspiel im Aufenthaltsraum. Angeblich werden regelmäßig Discos veranstaltet und Mal-, Schnitz- oder Töpferkurse angeboten. Die Zimmer sehen nett aus, und auf einem der Fotos werden den Leuten die Nägel manikürt und die Haare frisiert. Es gibt Gärten zum Spazierengehen und sogar einen Tennisplatz.

Die Broschüre ist Betrug! In der Einrichtung dominieren die Farben Orange und Braun, und es stinkt nach Urin. Die Patienten scheinen alle nicht zurechnungsfähig zu sein und tragen einheitlich Pottschnitt-Frisuren. Ich habe noch nie Patienten einer psychiatrischen Anstalt gesehen und habe richtig Angst. Eine kleine philippinische Krankenschwester, Editha, bringt mich und Mama zwei Treppen hinauf, führt uns durch die Doppeltür von Station 17 und dort in einen der beiden Räume mit der Aufschrift ›Aufnahme‹. Dort wühlt ein Mann in meiner Tasche herum und nimmt mir meine Rasierer ab. »Glauben Sie etwa, ich sei eine Scheiß-Psychopathin?« schreie ich wütend. »Claire!« Mama runzelt die Stirn.

Dann führt Editha uns herum. Sie zeigt uns das Schwesternzimmer. Es liegt gegenüber dem Stationseingang, und niemand kann die Station betreten oder verlassen, ohne an diesem Fenster vorbeizukommen. Die Station ist rechteckig angeordnet, rechts und links gehen Zimmer ab.

Auf der Station gibt es acht Einzelzimmer und je zwei Männer- und Frauen-Schlafsäle mit vier Betten, vier Nachtspinden und vier Einbauschränken. Außerdem gibt es ein Raucherzimmer, einen Aufenthaltsraum mit einem Fernseher und einen Hobbyraum, in dem vermutlich die Mal-, Schnitz- und Töpferkurse stattfinden. In der Nähe des Schwesternzimmers befindet sich eine kleine, verschlossene Küche, eine Sitzecke und ein Eßtisch.

Ich soll in einem der tristen Einzelzimmer schlafen. Ich setze mich aufs Bett und betrachte den billigen Einbauschrank, den obligatorischen Nachtschrank, das Waschbecken und das schmale Bett mit der dünnen grünen Decke. Vom Fenster mit den verwaschenen Blümchen-Gardinen sieht man direkt auf den Parkplatz. Meine Augen brennen vor Kummer. Das ist die Realität von Station 17 – der Aufnahmestation für akut psychisch kranke Patienten.

»Hier kann ich nicht bleiben, Mama.« Ich fange an zu weinen. »Ich gehe ins Krankenhaus, aber auf eine normale Station. Ich kann hier nicht bleiben.« Meine Mutter fragt, ob ich verlegt werden kann, aber das geht nicht – ich habe kein physisches Problem, sondern ein psychisches, das physische Komplikationen nach sich zieht. Ich bin untröstlich. Mama sitzt an meinem Bett, legt den Arm um mich und weint mit mir.

Später, als Mama fort ist, erklärt Editha mir, ich hätte nun eine Fallbesprechung mit Dr. Pinto, und schickt mich in ein Zimmer in der Nähe der Station. »Kommen Sie herein«, ruft Dr. Pinto, als ich an die Tür klopfe. Ich erwarte, nur Dr. Pinto zu sehen, aber als ich die Tür öffne, sind mindestens ein halbes Dutzend Augenpaare auf mich gerichtet. Mittendrin sitzt Dr. Pinto. »Hallo, Claire. Kommen Sie, setzen Sie sich.« Er zeigt auf einen freien Stuhl neben sich. Das ist also eine Fallbesprechung. »Wie fühlen Sie sich?«

»Haben Sie das Gefühl, alles unter Kontrolle zu haben, wenn Sie nicht essen?«

»Tun Sie dies?«

»Tun Sie jenes?« Es gibt keine Vorrede, keine Nettigkeiten – diese Ärzte, Psychiater, Krankenschwestern, Sozialarbeiter, oder was sie sonst sein mögen, bombardieren mich aus allen Ecken mit Fragen. Noch während ich versuche, die eine Frage zu beantworten, formuliert ein anderer Mund schon die nächste. Sie sind gnadenlos, und mir ist nach Heulen zumute. Ich fühle mich wie ein hilflos zappelndes Insekt unter dem Mikroskop.

In dieser Nacht bete ich sehr inständig. »Lieber Gott, Jesus Christus, bitte mach, daß die ganze Sache nur ein Alptraum ist. Bitte mach, daß ich zu Hause aufwache.« Aber leider ist es ist die verdammte Realität.

»Morgen, Claire«, sagt Editha am nächsten Morgen in ihrer Singsang-Stimme. Sie schleppt eine Waage herein. »Ich muß Sie heute wiegen.« Sie stellt die Waage auf den Boden. Mir bleibt nichts anderes übrig, als draufzusteigen. »Gott, ich bin so fett«, denke ich. »Ich muß unbedingt abnehmen. Ich muß auf 42 Kilo kommen.«

Dr. Pinto kommt in mein Zimmer. Er bringt eine Graphik mit, die aus zwei Achsen besteht – die eine zeigt das Gewicht, die andere irgendwelche Daten. Dr. Pinto zieht eine Linie quer über das Papier, bis sie den 50-Kilo-Punkt trifft. »So« sagt er, »das ist, was wir erreichen wollen. Ihr Ziel ist es, auf 50 Kilo zu kommen.«

»Zum Teufel«, denke ich im stillen und beginne Dr. Pinto aus ganzem Herzen zu hassen. »Dazu müssen Sie jede Woche ein Pfund zunehmen«, fährt er fort, als sei das die einfachste Sache der Welt. »Wenn Sie zunehmen, dürfen Sie ab und zu nach Hause. Wenn Ihr

Gewicht unter die obere Linie sinkt – und das wird es, wenn Sie nicht jede Woche ein Pfund zunehmen – dürfen Sie die Klinik nicht verlassen; und wenn Ihr Gewicht unter die zweite Linie fällt, werden wir Sie in einen Schlafsaal verlegen. Wenn es unter die dritte Linie sinkt, werden wir Ihnen keine Besucher mehr gestatten.« Das ist mein ›behavoristisches Programm‹, und es funktioniert auf einer Art Belohnungs-/Bestrafungsprinzip. Es sieht so aus, als seien Dinge, die für mich immer selbstverständlich waren – etwa in einem eigenen Zimmer zu schlafen, im Krankenhausgarten zu spazieren, einkaufen zu gehen und Besucher zu empfangen – in Wahrheit Privilegien. Mein Fehler!

Ich lerne meine Therapeutin kennen. Sie heißt Anne. Sie trägt Jeans und einen roten Pulli und hat einen Gürtel lose um die Hüften gebunden. Ich mustere sie von oben bis unten und hasse sie sofort, weil sie mager ist. Anne ist für mein Wohlergehen verantwortlich, und ich soll mit ihr reden – aber das tue ich nicht. »Ich bin dick«, sage ich zu ihr. »Sie sind gar nicht dick«, widerspricht sie. »Aber ich *fühle* mich dick«, beharre ich. Unsere Gespräche drehen sich ständig im Kreis und führen zu nichts.

Meine Eltern werden wütend. »Was tun Sie für Claire?« bestürmen sie die Krankenschwestern. »Claire ißt ja noch weniger als zu Hause!« Es stimmt. Die Schwestern holen mich zum Essen aus meinem Zimmer. Aber ich esse nichts. Ich gieße mir eine Tasse Tee ein und nehme sie mit in mein Zimmer, und da bleibe ich. Mein Zimmer ist inzwischen ein bißchen gemütlicher geworden. Ich habe meine Stereoanlage und meine Carpenters-Kassetten; Mama und Papa haben mir meine Federbettdecke und den Schwarzweißfernseher von zu Hause mitgebracht, und ich bekomme Karten von Freunden und Verwandten. Da ich das Klinikessen nicht anrühre, bringt meine Mutter mir jeden Abend eine Thermoskanne mit heißem Kakao – aus Magermilch – und mein Brötchen mit dem Stückchen Käse.

Ich bin so sauer. Die Schwestern sagen, ich hätte sechs Pfund abgenommen, aber es gibt keinerlei Regelmäßigkeit beim Wiegen. Ich werde zu allen Tages- und Nachtzeiten gewogen, manchmal mit Kleidung, manchmal in Unterwäsche und jedesmal auf einer anderen Waage. Da ich nie zur selben Zeit gewogen werde, leide ich; ich verliere meine Privilegien und das ist einfach nicht fair – ich fühle mich erneut mißhandelt. Dr. Pinto hat mir die Reihenfolge, ich der ich meine Privilegien verliere, erklärt, aber er führt das Programm nicht aus – das tun die Krankenschwestern, und die ändern ständig die Regeln. Eine Minute darf ich nach draußen, in der nächsten nicht; in der einen Minute rollen sie mein Bett in einen Schlafsaal, in der nächsten darf ich wieder in mein Zimmer zurück. Wenn Leute kommen, um mich zu besuchen, wissen sie nie, wo sie mich finden können. Das ganze ist ein Witz – und zwar ein ziemlich schlechter.

Ich kann mich nicht an die anderen Patienten gewöhnen: an die Alkoholiker im Entzug, die wie Gelee zittern und die ganze Zeit heulen; an den schmuddeligen alten Mann mit den Depressionen, der ständig hinter mir herschleicht und mir Küsse ins Gesicht drückt. »Kleines Püppchen«, sagt er, ehe er mich losläßt und mit hysterischem Gekicher wegläuft. Und dann ist da noch Mark. Er isl 21 und hat vor kurzem seine Freundin bei einem Verkehrsunfall verloren. Anfangs haben wir oft Witze gemacht und uns ausgemalt, Bettlaken aneinander zu knoten und aus dem Fenster in einen Nachtclub zu flüchten. Aber jetzt schiebt er mir ständig Zettelchen unter der Tür her, auf denen steht, daß er mich liebt und ich die einzige bin, die ihm helfen kann. Das macht mich nervös.

Ich habe immer Angst, daß jemand hereinplatzen könnte, wenn ich im Bad bin. Man kann die Tür nicht abschließen, und ich überrede gewöhnlich eine Schwester, Wache zu stehen. Im Damenbad gibt es keine Dusche, und wenn ich mir die Haare waschen will, muß ich die Dusche im Männerbad benutzen, was noch nervenaufreibender ist.

Ich fürchte mich, wenn Patienten durchdrehen – und das passiert regelmäßig. Tobend und schreiend werden sie dann von mehreren Schwestern in das Isolierzimmer geschleppt, durch die Kleidung wird ihnen eine Beruhigungsspritze in den Hintern gerammt, dann werden sie eingeschlossen. Als ich das die ersten Male sehe, bin ich wie versteinert; ich renne in mein Zimmer und schließe die Tür, überzeugt, ich sei die nächste. Ich habe das Isolierzimmer gesehen: Es ist leer bis auf eine nackte Matratze und ein Fenster, das man nicht öffnen kann.

»Wo ist meine Mutter? Wo ist meine Mutter?« schreie ich. Vom anderen Ende der Station habe ich gesehen, daß meine Eltern wieder gehen. Als ich das Schwesternzimmer erreiche, sind sie fort. Ich sinke gegen den Türrahmen, und als mein Blick auf die Plastiktüte mit meiner üblichen Thermosflasche Kakao und dem Brötchen fällt, fange ich an zu brüllen. »Das war's«, schießt es mir durch den Kopf, »sie haben mich verlassen. Mama und Papa haben endgültig die Nase voll.« Die Krankenschwester versucht mich zu beruhigen. Während sie mich in mein Zimmer zurückbringt, erklärt sie mir, daß ich meine Mutter nicht sehen darf, weil ich schon wieder abgenommen habe. Niemand hat mir das gesagt!

Ich bin am Ende. Mit Gizmo kauere ich hinter meiner Zimmertür und vergehe in Tränen. Die ganze Nacht schaukele ich hin und her und weine, schaukele und weine. So findet Dr. Pinto mich am nächsten Morgen, als er seine Runde macht. »Warum weinen Sie denn, Claire?« fragt er und hockt sich neben mich. »Warum zum Teufel glauben Sie, daß ich weine?« fahre ich ihn an. »Meine Eltern sind nicht hier, und ich will nach Hause.«

»Wenn Sie ein kleines bißchen zunehmen, fühlen Sie sich sicher besser. Aber noch geht es Ihnen nicht gut genug, um nach Hause zu gehen, Claire«, antwortet er und geht weiter.

Vielleicht ist ihm klargeworden, wie sehr es mich belastet, meine Eltern nicht zu sehen, denn an diesem Abend kommen sie wieder wie gewöhnlich zu mir. Aber sie dürfen mir nichts mehr zu essen mitbringen. Ich muß das essen, was sich auf dem Essenswagen befindet, wie jeder andere, und schlimmer noch, ich muß am Tisch mit den Verrückten essen. »Geh schon, Claire«, ermutigt Mama mich, »du schaffst es.« Also gehe ich zur Zimmertür und spähe um die Ecke. »Ekelhaft«, denke ich, dabei habe ich das Essen noch gar nicht gesehen. Mir wird schon schlecht, wenn ich sehe, wie die anderen Patienten wegen des Essens Schlange stehen. Sie sehen aus wie eine Herde schmutziger Zirkustiere, die auf ihr Futter warten. »Ich brauche das nicht zu tun, um zu überleben«, sage ich und verliere noch ein wenig mehr den Bezug zur Realität.

Anne wartet bereits auf mich und fordert mich auf, mir etwas vom Tablett zu nehmen und am Tisch zu essen, wenigstens etwas Suppe und Brot. Ich bin mir sicher, daß die Suppe nicht fettreduziert ist, und der Teller ist gigantisch. Ach, und die Person, die sie ausgibt, hat mir extra mehr Butter aufs Brot gestrichen, ganz bestimmt. So langsam wie möglich gehe ich zum Tisch und schiebe den Moment vor mir her, in dem ich den Suppenlöffel in meinen Mund stecken muß. Aber es ist gar keine Suppe, habe ich recht? Ich weiß es ganz sicher. Es ist ein riesiger Teller mit Millionen und Trillionen fettbeladener Moleküle, die mich dick machen werden. Himmel, man denke nur an die Kalorien – Tausende!

Ich setze mich an den Tisch, nehme den Löffel in die Hand und schüttele mich. »Bist du magersüchtig?« fragt mich das schizophrene Mädchen und lispelt quer über den Tisch. »Nein«, antworte ich kalt. »Du siehst aber magersüchtig aus«, sagt sie. Ich esse die Suppe, weil ich muß, dann gehe ich in mein Zimmer zurück und weine.

Neuntes Kapitel

»Du mußt unbedingt gesund werden, damit du meine Brautjungfer werden kannst«, sagt Katrina lachend, als sie mich besuchen kommt. »Ohne dich kann ich nicht heiraten!« Katrina lebt ein paar Häuser weiter, ich kenne sie mein ganzes Leben lang. Sie heiratet im August und hat mich gebeten, ihre Brautjungfer zu werden. Ich vermute, sie will mich aufmuntern, mir etwas geben, wofür es sich lohnt, gesund zu werden. Ich stelle mir das Kleid vor, das in ›Die Hochzeit‹ hängt, einem Brautausstattungsladen, den Mamas Freundin Lily eröffnet hat. Es ist ein schulterfreies, schimmerndes gelbes Kleid, an der Taille eng anliegend, mit langem Rock und einem Oberteil aus Spitze. Ich habe es einmal anprobiert – die kleinste Größe war mir viel zu weit, und Lily wollte es enger nähen. »Aber es wird nicht passen, oder?« denke ich voller Panik. »Nicht, wenn die Ärzte und Schwestern mich dick machen.«

»Was tut eine 18jährige in der Psychiatrie?« fragt mich Nicky, die Schwester, die mich zum Einkaufen begleitet. Es ist kurz vor Ostern, und man hat mir erlaubt, Ostereier zu kaufen und am Wochenende mit nach Hause zu nehmen. »Du hast doch noch das ganze Leben vor dir«, fährt Nicky fort. »Warum ißt du nicht einfach was und siehst zu, daß du hier rauskommst? Du willst doch nicht den Rest deines Lebens hier verbringen, oder?«

»Ich will hier raus«, antworte ich. »Und an Ostern werde ich Schokoladentorte essen.« Aber als es soweit ist, darf ich nicht nach Hause, weil ich wieder abgenommen habe, und ich schaffe nur einen winzigen Krümel Schokoladentorte.

»Wir überlegen, Claire in eine Spezialabteilung zu verlegen, wenn sie weiterhin keine Besserung zeigt«, sagt einer der Krankenpfleger eines Tages zu meiner Mutter, als sie zu Besuch kommt. »Was für eine Spezialabteilung?« will Mama wissen. Er erzählt es uns, und Mama und ich trauen unseren Ohren nicht. Es ist eine Station, auf der sich die Patienten jedes einzelne Privileg erarbeiten müssen. Und schon ein Bett wird als Privileg eingestuft! Jeder Patient wird in ein fensterloses Zimmer gesperrt. Das Zimmer ist völlig leer, und der Patient muß sich sein Bett erst verdienen. Es gibt nichts, wo man sich übergeben kann, und wenn man sich übergibt, putzt es niemand weg. Man steht unter ständiger Beobachtung und darf nicht einmal alleine zur Toilette gehen. Mama und ich sehen uns entsetzt an. Es klingt barbarisch – so würde man nicht mal ein Tier behandeln. »Kommt nicht in Frage«, erklärt meine Mutter entschlossen. »Da kommt Claire nicht hin.« Ich atme erleichtert auf.

Mein Gewicht geht rauf und runter. Ich esse jetzt mehr, weil ich dazu gezwungen werde, aber sobald ich das Gefühl habe, zu dick zu werden, unternehme ich etwas dagegen. Ich tue so, als äße ich meine Mahlzeiten, schmuggle das Essen in meine Handtasche oder schiebe mir was in den Ärmel. Dann werfe ich es aus meinem Zimmerfenster, wobei ich einmal auf dem Parkplatz die Windschutzscheibe eines schicken Jaguars mit Mayonnaise bekleckert habe. Oder ich gehe hinunter auf Station 18 und setze mich ein wenig ans Klavier. Wenn niemand guckt, hebe ich den Deckel und leere den Inhalt meines Ärmels vorsichtig auf die kleinen Hämmerchen im Innern. Gegenüber der Klinik gibt es einen Zeitungskiosk, einen Geldautomat und – oh welche Freude! – eine Apotheke! Unter dem Vorwand, mir eine Zeitung kaufen zu wollen, verlasse ich das Krankenhaus, gehe an den Geldautomat und hole mir etwas Geld, und dann laufe ich rasch in die Apotheke, um meinen Vorrat an Abführtabletten aufzustocken. In der Klinik verstecke ich die Tabletten in meiner Handtasche, und nachdem ich sie geschluckt habe, nehme ich die leere Packung mit auf einen Spaziergang in den Park und werfe sie dort in einen Papierkorb.

»Claire, hör endlich auf, hör auf, hör auf, hör auf!« schreit der schizophrene Krüppel am Fuß der Treppe. Er versucht, zu telefonieren, kann aber nichts hören, weil diese verrückte Marathonläuferin die Treppe zwischen Station 17 und 18 rauf- und runterrennt. Ich darf keinen Sport treiben und soll mit dem Aufzug auf Station 18 fahren, weil ich beim Laufen zu viele wertvolle Kalorien verliere. »Zum Teufel damit!« sagt die Stimme in meinem Kopf. »Verbrenn etwas!« Heute habe ich ziemlich viel gegessen und sogar noch einen Kakao getrunken, und ich fühle mich richtig aufgeblasen. Oben auf der Treppe breche ich zusammen, genau in dem Moment, als zwei Schwestern wegen der Schreie des Mannes im Rollstuhl angelaufen kommen. Man trägt mich in mein Zimmer, und ich muß eine Stunde im Bett bleiben.

»Wie geht es dir?« fragt Anne und streckt den Kopf zur Tür herein. Ich sitze mit meinem Besuch in meinem Zimmer – Claire McCann, Papa und Tante Pat,

Mamas Schwester, mit ihrem Mann Onkel Sid. »Gut«, antworte ich. »Ißt du?« fragt die Schwester. »Ja«, antworte ich automatisch. »Wahrscheinlich steckt sie sich ihren verdammten Finger in den Hals und erbricht alles wieder«, sagt Papa, der nie besonders taktvoll ist, wenn es darauf ankommt. Ich bin entsetzt – er hat mich vor Tante Pat und Onkel Sid ganz schön blamiert. Heulend renne ich aus dem Zimmer. Claire folgt mir und findet mich schluchzend auf der Toilette. »Dein Vater ist ein bißchen überfordert«, tröstet sie mich und nimmt mich in den Arm. »Aber komm, du schaffst es schon.« Dann lacht sie plötzlich leise und meint scherzend. »Du brauchst jetzt einen anständigen Drink.« Was für eine großartige Idee! »Bitte, geh mit mir aus«, antworte ich. »Wie denn?« fragt Claire. »Tu es einfach«, beharre ich. »Es würde mir verdammt guttun, bitte.«

Also kommt Claire eines Abends, um mich hinauszuschmuggeln. Wir sitzen eine Weile in meinem Zimmer, versuchen unser Gekicher zu unterdrücken und das ganze wie einen normalen Besuch aussehen zu lassen. Die Krankenschwestern haben keinen Schimmer, daß Claires Schwester Helen vor der Klinik das Fluchtauto warmlaufen läßt! Ich freue mich wie verrückt, aber die Nerven der armen Claire liegen blank. Am Ende von Claires Besuchen bringe ich sie normalerweise zum Empfang, wo wir noch eine Weile herumsitzen und quatschen. Wir lassen in meinem Zimmer das Radio an, schließen die Tür und gehen die zwei Stockwerke zum Empfang hinunter. Um fünf Uhr hat die Pförtnerin Feierabend, es sieht mich also niemand, als ich aus der Glastür gehe und unter hysterischem Gelächter in

Helens Auto steige. Mit laut aufgedrehter Musik brausen wir durch das Kliniktor und kommen dabei fast um vor Lachen.

»Was tust du denn hier?« fragt Sally, das Barmädchen im *The Halfway House* in Dunstable. »Solltest du nicht im Krankenhaus sein?«

»Ich bin abgehauen«, flüstere ich verschwörerisch. Ich habe ein paar Lambruscos runtergeschüttet, die mir direkt zu Kopf gestiegen sind. Sally hat früher einmal mit Mama zusammengearbeitet, aber sie wird mich sicher nicht verraten. »Du Luder«, sagt sie lachend. »Mach, daß du zurückkommst.«

Eine Stunde nachdem ich getürmt bin, setzen Claire und Helen mich wieder vor dem Krankenhauseingang ab. Meine Wangen glühen, und ich bin sturzbetrunken, aber irgendwie gelingt es mir, unentdeckt in mein Zimmer zurückzuschleichen.

Noch eine weitere Stunde später bin ich in großer Not. »Mama, ich habe solche Schmerzen«, wimmere ich ins Telefon. Ich habe vor dem Ausgehen eine halbe Pakkung Abführtabletten geschluckt, und der Lambrusco beschleunigt ihre Wirkung. Benommen von den Tabletten und dem Alkohol, lege ich auf und schleppe mich in mein Zimmer zurück. Dort sinke ich auf mein Bett und halte mir den Bauch. Meine arme Mutter, sie hat keine Ahnung, was mit mir los ist. Aufgelöst ruft sie die Nachtschwester an, die in mein Zimmer kommt, um nach mir zu sehen. »Hast du etwas eingenommen, Claire«, fragt sie. Ich bin so verwirrt und habe solche Schmerzen, daß es mir gar nicht in den Sinn kommt, zu lügen. »Abführpillen«, antworte ich und reiche ihr die angebrochene Packung. Sie gibt mir eine große weiße Tablette, die meine Schmerzen lindert, und ich verbringe die ganze Nacht auf dem Klo.

Danach wird meine Handtasche jeden Tag nach Tabletten durchsucht, und wenn ich spazierengehen will, muß mich eine Schwester begleiten. Dann verbieten sie mir, auf Station 18 zu gehen und das Klavier zu benutzen. Ich lache mich halbtot, als die Schwester mir das sagt – als ob Klavierspielen so viele Kalorien verbraucht! An einem schönen Tag, als die anderen Patienten einen Spaziergang machen dürfen, sagt man mir, ich könnte nur in einem Rollstuhl mit. Auf keinen Fall lasse ich mich in einem Rollstuhl herumschieben! Ich schmolle und bleibe in meinem Zimmer.

Ab und zu kommt Großvater mich besuchen. Er sitzt an meinem Bett und weint in sein weißes Taschentuch. »Es tut mir leid«, sagt er. »Es tut mir so leid.« »Es bricht deinem Großvater fast das Herz, daß du im Krankenhaus bist«, erzählen mir Mama und Papa ständig. »Er macht sich richtig Sorgen um dich.« Ich bin sicher, daß er das tut, aber er weiß genausogut wie ich, daß hinter seinen Tränen ein ganz anderer Grund steckt. Ehrlich gesagt kotzt es mich an, daß er schluchzend neben meinem Bett sitzt: Ich fühle mich schuldig und schlecht, weil er sich so über mich aufregt.

Eines Tages, nach einem Besuch von Großvater, kommt Claire McCann zur Maniküre. Mit dicht zusammengesteckten Köpfen unterhalten wir uns. »Es muß doch mehr dahinterstecken als nur der Wunsch schlank zu sein«, vermutet Claire wie so oft, um irgendeinen Sinn in meine Krankheit zu bekommen. Mein Herz beginnt so heftig zu schlagen, daß ich Angst habe, es könnte aus meiner Brust hüpfen. »Du bist ja kein besonders eitler Mensch.« Claire modelliert meine Nägel mit der Nagelfeile. »Da muß doch mehr dahinterstekken als nur das Bedürfnis, dünn zu sein.« Auf einmal möchte ich es loswerden. Auf einmal möchte ich, daß Claire erfährt, warum ich meinen Körper so hasse.

»Wenn ich dir etwas erzähle, versprichst du mir, es niemandem weiterzuerzählen?« frage ich. »Ja«, antwortet sie leise und sieht auf. »Meinen Eltern nicht und auch sonst niemandem?« Ich greife nach ihrer Hand. »Ich verspreche es«, sagt sie. Ich spüre, wie meine Mundwinkel zittern und mir die Tränen in die Augen schießen. »Erzähl es mir«, bittet sie leise, während die Tränen über meine Wange rinnen. Ich hole tief Luft. »Du kennst doch Großvater?« »Ja«, antwortet sie. »Er hat mich vergewaltigt«, sage ich, und die Worte sind kaum hörbar. »Oh mein Gott!« schreit Claire, läßt die Nagelfeile fallen und nimmt mich in die Arme. »Oh«, schluchzt sie. »Ich konnte einfach nicht verstehen, was mit dir nicht stimmt. Ich wußte nur, daß es einen Grund geben muß. Ich wußte, daß es mehr ist als Schlankheitswahn.«

Wir klammern uns aneinander, unsere Haare sind naß von unseren Tränen. Dann reißt sie sich zusammen und sagt entschieden: »Das mußt du Dr. Pinto erzählen.«

»Ich kann nicht«, murmele ich. »Du mußt«, beharrt sie. »Ich kann es niemandem erzählen«, sage ich. »Ich würde unsere Familie zerstören. Sie brauchen es nicht zu wissen, es ist alles vertraulich.«

»Versprich mir, daß du es tust«, wiederholt sie und zwingt mich, ihr in die Augen zu sehen. »Versprich es.«

»Meine Freundin hat mich gebeten, Ihnen zu sagen,

daß ich von einem Familienmitglied sexuell mißbraucht worden bin«, sage ich, so schnell ich kann, als ich ein oder zwei Tage später einen Termin bei Dr. Pinto habe. »Okay, Claire«, sagt er und legt seinen Füllfederhalter aus der Hand. »Ich denke, wir müssen von vorne anfangen. Welches Familienmitglied war es?« fragt er vorsichtig, wobei seine Miene unergründlich bleibt. »Das sage ich Ihnen nicht«, antworte ich und schaue auf meinen Schoß. »Warum sagen Sie mir das nicht, Claire?«

»Weil ich meine Familie nicht verraten möchte«, sage ich unsicher. »Fühlen Sie sich denn nicht verraten, Claire?« fragt er mit seiner angenehmen Stimme. »Ich möchte nicht mehr darüber sprechen«, erwidere ich, stehe auf und verlasse sein Zimmer.

Auf der Station gibt es ein neues Mädchen. Sie sieht aus, als sei sie in meinem Alter. Ihre Familie liefert sie in ihrem Zimmer ab, und sie heult sich die Augen aus dem Kopf. Sobald sie gehen, werde ich mich vorstellen und versuchen, sie zu trösten. »Hallo«, sage ich. »Ich weiß, daß es hier nicht besonders schön ist, aber ich heiße Claire.«

»Samantha«, antwortet das Mädchen knapp. Sie ist Irin und ziemlich dick. »Warum bist du hier?« frage ich. »Wegen Depressionen und Bulimie.«

»Was ist das?« frage ich. »Na ja«, antwortet sie zögernd. »Ich esse und übergebe mich, esse und übergebe mich.« »Ach«, antworte ich, »das ist ja so ähnlich wie bei mir. Aber ich esse eigentlich nicht, sie zwingen mich nur ständig dazu.«

»Oh Gott«, sagt sie, und ich kann die Abneigung in ihrer Stimme deutlich hören, »du bist magersüchtig, habe ich recht?«

»Ja, zumindest behaupten sie das«, antworte ich. »Aber ich glaube es nicht.«

»Tja, das ist das verdammte Problem«, sagt sie mit schneidender Stimme. »Du glaubst es nicht. Deshalb bist du hier!«

Nach einer Weile wendet sie sich ab. »Du regst mich auf«, sagt sie. »Würdest du bitte gehen?« Weinend verlasse ich das Zimmer – ich möchte gern ihre Freundin sein und ihr helfen. Ich verstehe nicht, daß es eines gibt, das eine Bulimikerin nicht ausstehen kann: eine Magersüchtige. Denn mit meinem dürren Körper demonstriere ich genau die Art von Gewalt über meinen Körper, die Samantha gern hätte.

Der März geht in den April über, und da die Schwestern strenger werden, werde ich gewiefter. Ich habe festgestellt, daß ich – bei meinem ausgehungerten Zustand – zwei Pfund zunehme, wenn ich einen Becher Tee trinke. Während der Stunden, die ich auf der Station sitze und Däumchen drehe, entwerfe ich einen Plan. Was ist, wenn ich große Mengen Flüssigkeit zu mir nehme, ehe ich gewogen werde? Es ist mir gelungen, Dr. Pinto von der Unsinnigkeit zu überzeugen, mich zu verschiedenen Zeiten auf verschiedenen Waagen in verschiedenen Bekleidungsstadien zu wiegen. Deshalb kann ich nun damit rechnen, daß ich immer frühmorgens gewogen werde. Nach und nach erziehe ich meinen Körper dazu, riesige Mengen Flüssigkeit aufzunehmen. Ich bitte alle meine Freunde und Verwandten, mir Cola Light mitzubringen, und bewahre die Flaschen in meinem Schrank auf.

Um zwei Uhr morgens fange ich an zu trinken; zu jeder vollen Stunde trinke ich einen Liter Cola oder Wasser, und das bis halb acht, wenn sie mich wiegen. Die Flüssigkeit plätschert in meinem Magen, und wenn ich auf meinen Bauch drücke, entweichen ihm seltsame überirdische Geräusche. Mein Bauch wird schließlich bretthart und fühlt sich an, als würde er im nächsten Moment platzen. Ich habe den verzweifelten Wunsch zu pinkeln, zugleich den noch verzweifelteren Wunsch, es nicht zu tun. Die Schmerzen sind unglaublich. Ich muß aufs Klo. Ich lasse nur ein bißchen ab – oooh, die Schmerzen sind höllisch! Oh, wie gern würde ich alles herauslassen, aber ich biete meine gesamte Willenskraft auf und meine ganze Selbstdisziplin, unterbreche den Fluß und halte aus und aus und aus.

Es lohnt sich. Gestern wog ich noch 46 Kilo, heute wiege ich 47. »Haben Sie etwas unternommen, um Ihr Gewicht zu manipulieren?« fragt Editha mich mißtrauisch. »Nein«, antworte ich ganz unschuldig. Aber sie will sichergehen, deshalb beobachtet sie mich eine ganze Stunde, um zu kontrollieren, ob ich nicht zum Klo rennen muß. Ich würde gern, aber ich tue es nicht. Mein Kopf tut weh, und ich fühle mich benommen und schwindelig. Mir ist nicht klar, daß ich genug Flüssigkeit zu mir genommen habe, um mich zu ertränken.

Ich bin nun schon seit fast einem Monat im Krankenhaus. Dr. Pinto habe ich klargemacht, daß mein Programm so nicht funktioniert, und wir haben zusammen neue Abmachungen getroffen. Wenn ich 48 Kilo erreiche, werde ich aus der Klinik entlassen und kann wieder arbeiten gehen, allerdings muß ich einmal in der Woche in seine Sprechstunde kommen. Wenn ich weniger als 48 Kilo wiege, aber über 46,5 bleibe, muß ich ins Krankenhaus zurück, darf aber weiter arbeiten. Bei weniger als 46,5 Kilo muß ich ins Krankenhaus und darf nicht arbeiten.

Ich bemühe mich zu essen. Ich will keine Minute länger in der Klinik bleiben als nötig. Ich bitte meine Mutter, mir etwas von Großmutters Apfelkuchen mitzubringen. Bevor ich ins Bett gehe, esse ich ein großes Stück – je später ich esse, desto mehr Ballast habe ich morgens früh im Bauch. Dann wende ich wie üblich meinen Trinktrick an.

»So!« Triumphierend springe ich am nächsten Morgen auf die Waage. Der Zeiger zittert und bleibt stehen. Unauffällig lehne ich mich ein bißchen vor, um ihn noch ein Stück nach vorn zu treiben. Von meinem Standpunkt sieht es aus wie 47,9 Kilo, aber für die Schwester, die vor der Waage steht, habe ich 48 Kilo erreicht. »Yeah, yeah, yeah!« jubele ich und hüpfe fröhlich von der Waage. »Ich bin frei!« Ehe ich losstürmen und meine Sachen packen kann, kommt Dr. Pinto noch einmal zu mir, um sich zu vergewissern, daß ich unsere Abmachung verstanden habe. Er erklärt mir, daß ich eine Woche zu Hause bleiben und dann noch einmal zum Wiegen in die Klinik kommen muß. Wenn mein Gewicht dann zufriedenstellend ist, schreibt er mir ein Zeugnis, daß ich wieder arbeiten kann.

Ich will unbedingt wieder arbeiten. Während meiner Abwesenheit haben alle neue Arbeitskleidung bekommen. Ich hole mein nagelneues gestreiftes Trägerkleid in Größe 34 ab und gehe zum Friseur, um mir Dauerwellen machen zu lassen. Ich fühle mich ziemlich fit und bin glücklich, wieder draußen zu sein. Obwohl ich die Waage betrogen habe, habe ich ein paar Pfund zugenommen, und mein Eßverhalten hat sich gebessert. Während der Krankenhauszeit haben sich meine Ernährungsgewohnheiten verändert, und ich bin jetzt etwas großzügiger mit mir. Trotzdem bleibe ich auch weiterhin wählerisch und kritisch bei allem, was ich esse.

Mein Frühstück besteht aus zwei Scheiben Toast mit Light-Marmelade und drei Teelöffeln Kakao mit vier Teelöffeln Magermilch. Meine Mutter kauft nie Magermilch, und wenn ich keine kriege, schütte ich ein bißchen Vollmilch in ein Kännchen und verdünne sie mit Wasser. Mittags esse ich einen Apfel und ein Knäckebrot mit Ei und kalorienreduzierter Mayonnaise oder mit Zwiebel und Käse – gerieben, damit es nach mehr aussieht. Abends gibt es ein paar Kartoffeln, Gemüse und gegrilltes Hähnchenfleisch ohne Haut.

Nach einer Woche gehe ich zurück in die Klinik. Ich treffe auf einen der Ärzte aus Dr. Pintos Gefolge. Ich hüpfe auf die Waage. Sie zeigt 46,5 Kilo an. Aber der Arzt hat meine Entlassungsbedingungen nicht gründlich gelesen. Als er mein Gewicht notiert, registriere ich auf seinem Schreibtisch das Zeugnis, das mich für arbeitstauglich erklärt. »Ist das mein Zeugnis?« frage ich strahlend und strecke die Hand nach dem Blatt Papier aus. »Vielen Dank. Auf Wiedersehen.« Und weg bin ich. Der Arzt hat keine Chance. Nach meinem Verschwinden muß er Dr. Pintos 46,5-Kilo-Regel begriffen haben, denn er ruft bei uns zu Hause an, er ruft im Kaufhaus an, er ruft meine Mutter bei der Arbeit an. »Claire muß zurückkommen«, sagt er. »Sie wiegt nur 46,5 Kilo.«

»Bitte Mama, schick mich nicht dahin zurück«, bettele ich. »Ich verspreche, daß ich brav sein werde; ich verspreche, daß ich essen werde. Ehrlich, wenn du mich zurückschickst, wirst du mehr Schaden anrichten als sonstwas.« Ich habe wieder ein bißchen zugenommen, deshalb läßt sie mich in Ruhe.

Zehntes Kapitel

»Hallo, Claire, du siehst ja viel besser aus«, sagt Matt McCann, der mich, seit ich ins Krankenhaus gekommen bin, nicht mehr gesehen hat. »Oh je«, schießt es mir durch den Kopf, »sicher meint er, ich sei dick geworden!« Claire und ich kommen gerade von einem Einkaufsbummel zurück, und es ist längst Zeit fürs Mittagessen. »Du mußt etwas essen«, sagt Claire. »Was möchtest du?«

»Ein Ei-Sandwich mit Mayonnaise«, antworte ich und füge hinzu: »Aber ich mache es mir selbst.« Es muß Halbfett-Mayonnaise sein – 13 Kalorien pro Teelöffel –, und ich muß es selbst zubereiten. »Nein«, widerspricht sie energisch. »Ich mache es.« Sie versucht mir klarzumachen, daß ich auch jemand anderem die Zubereitung meines Essens anvertrauen kann. Ich lasse sie gewähren, passe aber auf wie ein Schießhund, daß sie mein Sandwich nicht zu dick oder zu dünn belegt. Es muß genau richtig sein.

»Du meine Güte!« schreit Claire und sieht mich entsetzt an. »Deine Lippen sind ja ganz blau geworden. Hör auf zu essen und trink schnell etwas Heißes.« Ich bin seit dem Krankenhausaufenthalt an regelmäßige Mahlzeiten gewöhnt und esse normalerweise ein paar Stunden eher zu Mittag. Ich weiß nicht, ob es etwas damit zu tun hat, außerdem fühle ich mich ganz okay. Ich schlürfe den Tee, und Claire ist erleichtert, als meine Lippen wieder ihre normale Farbe annehmen. Sie kramt eine Packung mit kleinen Schokoladenkuchen hervor und bietet mir einen an. Ich möchte ihn schrecklich gern probieren und gestatte es mir. Ich pule die dicke Schokoladenglasur von dem Biskuit und lege sie zur Seite. Ich esse den Biskuit, genieße jeden einzelnen Krümel. Dann tunke ich die Schokoladenglasur in meinen Tee. Hm, himmlisch! Es hat wirklich toll geschmeckt, und jetzt bin ich sauer auf mich. Ich fange an, Dinge zu wollen, von denen ich weiß, daß ich sie nicht haben darf. Gott, wo bleibt nur meine Selbstdisziplin?

Es ist Sommer, und ich verbringe viel Zeit mit Claire im Pub *The Clarence*. Sie stellt mir Martin, einen der Männer hinter der Theke, vor. Er stammt aus Oldham und ist neu in der Stadt. Sein Humor und sein nordischer Dialekt gefallen mir. Wenn der Pub schließt, geht eine Gruppe von uns meist noch in den Nachtclub *The Hatters*, und Martin kommt auch mit. Der Club besteht aus drei Etagen, und man geht normalerweise nur in Jeans, T-Shirt und Turnschuhen hin, weil fast immer jemand einen Plastikbecher Bier über einem entleert. Ich trinke inzwischen wieder Cidre, und das Trinken beeinträchtigt meine Selbstkontrolle: Ich schaffe es nicht, mich zurückzuhalten, als alle noch zu einem Mitternachtsimbiß aufbrechen. Ich esse ziemlich viel, aber irgendwie werde ich nie satt. Im Gegenteil, je mehr ich esse, desto mehr will ich essen. Ich begreife nicht, daß ich nicht ein Bedürfnis nach Essen, sondern nach Liebe und Verständnis zu befriedigen versuche.

Mein Gewicht klettert auf 63 Kilo. Bei jeder Gelegenheit inspiziere ich mich im Spiegel. Meine Hüftknochen, die sonst hervorstehen, sind nun gut gepolstert, und mein Bauch wölbt sich leicht – mein Körper hat die Form einer Birne. Claire und ich fahren mit ihrer Schwester Helen und deren Freundin nach Gran Canaria in Urlaub. Ich versuche, eine Diät zu machen, bevor wir fahren, aber ich scheine nur noch dicker zu werden. Ich probiere das Brautjungfernkleid noch einmal an, und es ist nicht nur eng – es geht nicht mehr zu! Nachdem die arme Lily es enger genäht hat, muß sie es nun wieder weiter machen. Ich verstecke mich in langen T-Shirts und Leggings. Ständig sprechen mich Leute an und sagen mir, wie gut ich aussehe. Offensichtlich blühe ich auf, und meine Haut strahlt. Aber alles, was ich sehe, wenn ich vor dem Spiegel stehe, ist eine faule, fette Kuh.

Auf Gran Canaria wohnen wir alle zusammen in einem Appartement. Claire und ich hassen Zigaretten, deshalb verbieten wir Helen und ihrer Freundin, drinnen zu rauchen. Eine Gruppe junger Männer zieht nebenan ein, und wir kommen am Pool ins Gespräch. Ich trage meinen Bikini, und da ich das dickste Mädchen in unserer Gruppe bin, fühle ich mich sehr unbehaglich. Dem Typen, der sich mit mir unterhält, habe ich bereits gesagt, daß ich versuche, ein paar Pfund abzunehmen – sicher ist ihm gleich aufgefallen, was für eine schlechte Figur ich habe. Er zündet sich eine Zigarette an. »Das ist ungesund«, belehre ich ihn. »Aber es hält einen vom Essen ab«, antwortet er. »Was?« Ich bin auf einmal ganz Ohr. »Wußtest du denn nicht, daß Rauchen den Appetit zügelt und beim Abnehmen hilft?«

»Dann laß mich mal eine probieren«, antworte ich. Ich bin süchtig.

Als wir aus den Ferien zurückkommen, fange ich an, mit Martin, dem Mann aus dem Pub, auszugehen. Er ist klein, schon ein bißchen kahlköpfig und mit seinen 31 Jahren zwölf Jahre älter als ich. Mir fällt auf, daß er sehr launisch werden kann, wenn er etwas trinkt. Eigentlich weiß ich gar nicht genau, warum ich mit ihm ausgehe. Er bringt mich zum Lachen, aber wir kommunizieren im Grunde nicht richtig – genaugenommen haben wir nur eines gemeinsam: Wir rauchen! Er weiß, daß ich krank war und lange im Krankenhaus gelegen habe, und scheint das zu akzeptieren. Manchmal stelle ich ihn auf die Probe. »Bin ich dick? Ich bin zu dick, nicht wahr? Findest du, ich sollte abnehmen?« Und so weiter und so weiter. »Mit dir ist alles in Ordnung«, antwortet er. »Du bist genau richtig.«

Martins Wohnung liegt in der Nähe des Pubs und gehört seinem Arbeitgeber. Er lebt allein. Wir küssen uns dort, aber das ist schon alles. Er hat versucht, weiter zu gehen, aber ich habe ihm gesagt, daß ich keinen Sex will wegen etwas, das mir früher einmal passiert ist. Er scheint das zu akzeptieren. Er hat sich ein Poster mit einem Mädchen im Slip gekauft. Sie hat sich ihr Hemdchen bis über das Gesicht gezogen. Ihre Brustwarzen sind bedeckt, aber man kann die untere Hälfte ihrer Brüste sehen. »Das habe ich mir gekauft, weil es mich an dich erinnert«, sagt er. »Wieso?« frage ich. »Weil du deinen Körper auch so schützt und ihn niemandem zeigst.« Es ist mir peinlich – ich finde das Bild schmutzig.

Ich gehe jetzt ständig aus. Ich rase von der Arbeit nach Hause, schnappe mir etwas zu essen, und weg bin ich. Ich bin wild und rebellisch, und meine Freizeit bedeutet mir mehr als meine Familie. Ich spreche kaum noch mit Mama, Papa, Michael oder Lisa, und sie wissen nicht, was sie zu mir sagen sollen – ich bin so reizbar, daß sie Angst haben, ich könnte ihnen die Augen auskratzen. Ich bleibe die ganze Nacht fort und denke nicht daran, meinen Eltern zu sagen, wo ich bin. Ich trinke eine Menge, nehme zu und kann mich selbst nicht ertragen. Der Haß gibt mir eine persönliche Note. Das nette, ruhige, gehorsame Mädchen ist zu einer Furie mit spitzer Zunge geworden. »Was fällt dir ein!« explodiere ich, wenn mich im Nachtclub jemand versehentlich anrempelt. Wenn er oder sie sich entschuldigt, sage ich: »Okay, tu es nicht wieder.« Mein Kaufhausjob hängt mir zum Hals raus, der Laden ist mir zu altmodisch und zu langweilig. Ich fange an, mich nach einer anderen Arbeit umzusehen.

»Du siehst super aus«, stellt Lisa Duxbury fest, die von Jersey zu Besuch gekommen ist, wo sie in einem Hotel arbeitet. Als sie mich das letzte Mal gesehen hat, lag ich abgemagert im Krankenhaus. Wir gehen ins *The Clarence* und danach in ein chinesisches Restaurant in Luton. Während des Essens erzählen wir eine Menge. Ich esse Curryhuhn mit Reis wie immer. »Das war ja gar nichts«, sage ich anschließend zu Lisa. »Kann ich dasselbe nochmal haben«, bitte ich einen vorbeikommenden Ober. Lisa sieht mich erstaunt an. »Was machst du?« fragt sie. »Nichts«, antworte ich und wechsele das Thema. Das Essen kommt, und ich stopfe es schnell in mich hinein. Lisa schaut mir entsetzt zu, dann fängt sie an zu weinen. »Claire, was geschieht nur mit dir?« Ich bin jetzt wütend, genervt von meiner eigenen Fresserei und von Lisas Vorhaltungen. »Ich bin müde«, sage ich schlechtgelaunt. »Ich fahre nach Hause.« Ich knalle etwas Geld auf den Tisch, renne aus dem Restaurant, halte ein Taxi an und klettere herein. Lisa lasse ich einfach allein am Tisch zurück. Zu Hause gehe ich sofort ins Bad und stecke mir den Finger in den Hals.

Am nächsten Tag habe ich ein ziemlich schlechtes Gewissen. Lisa ist eine meiner besten Freundinnen; ich hatte sie lange nicht gesehen und habe mich verdammt schlecht benommen. Ich rufe sie an und entschuldige mich, und sie sagt, es sei schon okay; aber ich hasse mich selbst. Ich trommele gegen meinen Brustkorb, trommele auf mein Kissen, trommle gegen die Wand. Ich bin voller Unzufriedenheit – ich habe keine Ahnung, wo sie herkommt und wie ich mich verhalten soll, und lasse meine schlechte Laune an mir und, was noch schlimmer ist, an den Menschen aus, die ich liebe. Ich begreife nicht, daß meine Aggressionen etwas mit dem zu tun haben, was mir als Kind widerfahren ist, und daß ich sie auf eine Person richten sollte – auf den Mann, der mein Leben zerstört hat.

Was für ein Alptraum! Lily hat das Kleid weiter gemacht, aber es paßt hinten und vorne nicht. Jetzt redet sie davon, ein Stück Stoff einzusetzen. Ich schäme mich so. Ich wiege jetzt fast 70 Kilo und kann mich selbst nicht leiden. Wenn ich mich im Spiegel sehe, sehe ich einen blonden Elefanten. Ich gerate in Panik und stekke mir bei jeder Gelegenheit den Finger in den Hals, aber die Pfunde bleiben eisern an mir. Ich bin sicher, daß ich auf Katrinas Hochzeit in Slip und BH zum Altar gehen muß, da mir das verdammte Kleid nicht passen wird.

Aber es paßt, so gerade. Der Reißverschluß steht ziemlich unter Spannung, und mein Busen ist in das Oberteil gequetscht. »Du siehst wunderbar aus«, sagt Papa und knipst mit seiner Kamera herum. Als die Fotos entwickelt sind, sucht er das beste aus, läßt es vergrößern und rahmen und hängt es stolz ins Wohnzimmer. Ich finde es grauenhaft.

Das Zusammenleben mit meinen Eltern wird immer schwieriger. Susan, die auch zu unserer Clique gehört, sucht jemand, mit der sie eine Wohngemeinschaft gründen kann. Sie ist vor kurzem aus Irland gekommen und lebt nun bei ihrem Bruder. Sie arbeitet am Flughafen von Luton und jobbt ein bißchen im *The Clarence*. Wir mieten zusammen eine Wohnung und ziehen im November ein. Es ist ein bißchen düster, aber wir haben beide ein eigenes Zimmer, und, was das beste ist, ich bin von meiner Familie weg.

Susan und ich verstehen uns ganz gut. Wir haben vereinbart, die Haushaltskosten zu teilen, aber sie ist immer ein bißchen knapp bei Kasse, deshalb bezahlte ich das meiste. Susan weiß, daß ich mir regelmäßig den Finger in den Hals stecke. Eines Tages koche ich Porree mit Kartoffelpüree und einer Käsesauce für uns. Ich esse es, dann gehe ich ins Bad, um mich zu wiegen. Gott, ich bin so schwer, daß ich es kaum ertragen kann. »Okay«, sage ich mir und stecke den Finger in den Hals, »dann muß es eben wieder raus.«

»War es nett?« fragt Susan sarkastisch, als ich aus dem Bad komme. »Was meinst du?« antworte ich unschuldig. »Du weißt, was ich meine«, sagt sie, dreht sich auf dem Absatz um und geht in ihr Zimmer.

Ich habe einen neuen Job und bin jetzt stellvertretende Filialleiterin in einem Schuhgeschäft. Für den Job muß ich mir einen Rock in Größe 40 kaufen und bin entsetzt. Ich traue mich kaum noch auf die Waage, und wenn ich doch einmal draufsteige, zeigt sie fast 70 Kilo an. Ich halte mich an gar keine regelmäßigen Mahlzeiten mehr – ich esse ununterbrochen, am liebsten Junk-food. Ich fühle mich müde und erschlagen. Unangenehme Gedanken über meinen Körper, meine Persönlichkeit und mein Leben quälen mich. Mindestens einmal in der Woche entladen sich meine Wut und mein Frust in einer zügellosen Freß- und Brechorgie. Ich plane sie gewöhnlich für meinen freien Tag, wenn Susan am Flughafen arbeitet; aber manchmal, wenn ich eine besonders schlimme Woche habe, muß ich sie unbedingt sofort haben, abends, wenn Susan im Pub ist.

An meinem freien Tag gehe ich morgens immer einkaufen. In den Wagen lade ich all die Dinge, die ich normalerweise immer kaufe – Magermilch, Halbfett-Margarine, Käse, Nudeln. Aber ich werfe auch eine Menge Zeug hinein, auf das ich zufällig Appetit habe – Buttercreme-Törtchen, riesige Schokoladentafeln, Kekse, Brot, Butter und Fertigmahlzeiten. Ich kaufe auch Sachen, die ich nicht mag. Ich kaufe Milchreis – dabei *hasse* ich Milchreis.

Sobald ich nach Hause komme, kippe ich die Einkaufstüten in der Küche aus und stelle den Toaster an. Ich setze Nudeln auf, mache Bratkartoffeln, stelle ein Fertiggericht in den Backofen und eine Folienkartoffel in die Mikrowelle. Während ich auf den Toast warte, stopfe ich eine Tafel Schokolade in mich hinein, dann esse ich einen Apfel – etwas Gesundes. Ich bin umgeben von Paketen und Kartons – Bergen von Nahrungsmitteln –, und ich bin aufgeregt und aufgedreht. Es ist ein bißchen wie toller Sex, aber das weiß ich zu diesem Zeitpunkt noch nicht.

Der Toast springt heraus, schnell streiche ich Butter darauf, messerdick. Dann kommen direkt noch ein paar Scheiben Brot in den Toaster – und anschließend in meinen Mund. Pling! – die Kartoffel ist fertig. Ich reiße die Mikrowelle auf, werfe die Kartoffel auf den Tisch und häufe Butter darauf. Sie ist wirklich heiß, aber ich muß sie schnellstens in mich hineinschaufeln. Ich habe keine Zeit, an den Schrank zu gehen und mir einen Teller zu holen, geschweige denn Messer und Gabel. Ich balanciere die Kartoffel ein paar Minuten in den Händen, dann ramme ich sie mir in den Mund. Ich spüre nicht, wie sie in meinem Mund brennt, ich schmecke sie auch nicht; ich schmecke nichts von allem. Hinunter damit, hinein in diese gigantische

Müllverbrennungsanlage – mein Magen. Danach trinke ich ein großes Glas Wasser, um die Kartoffel hinunterzuspülen. Ich warte gar nicht ab, bis das Essen im Backofen fertig ist – eins, zwei, drei, schau Bauch, da kommt wieder was!

Ein paar Stunden lang sitze ich auf dem Boden zwischen Paketen, Kartons und Plastikfolien. Die Welt draußen existiert nicht mehr. Ich nehme nur noch das Essen wahr, das mich auf dem Fußboden umgibt; ich denke nur noch daran, wie sehr ich diesen Kuchen will und wie ich ihn am schnellsten herunterkriege. Woher kommt denn das Wasser? Es tropft auf den Kuchenkarton. Ich berühre mein Gesicht – Tränen laufen mir über die Wangen, aber ich spüre nichts.

Ich esse, bis nichts mehr übrig ist. Es dauert einige Stunden, aber es gibt immer wieder ein Loch zu stopfen. Ich spähe in den leeren Kühlschrank – da liegt ja noch ein Block Schweineschmalz! Wie hatte ich den bloß übersehen können? Ich würge ihn herunter und schlukke wieder literweise Wasser. Mein Bauch ist geschwollen und hart. Ich wanke ins Bad und starre mich im Spiegel an, lange und unnachgiebig. Ich schaue in mein Gesicht; es ist mit Essen beschmiert, meine Hände kleben, und meine Kleidung sieht aus wie die eines Kleinkindes. Ich ekele mich vor mir selbst.

Manchmal reicht es schon, mich selbst anzusehen, um mich zu übergeben. Sonst schlage ich mir die Faust in den Magen, öffne den Mund und würge; ich schlage und würge noch ein paarmal, und dann ergießt sich normalerweise eine Mischung aus halbverdauten Mahlzeiten in die Toilette. Aber so funktioniert es nicht immer – es hängt davon ab, was ich gegessen habe.

Äpfel kommen leicht wieder hoch, Schokolade ist eine Tortur, und wenn ich viel davon gegessen habe, schaffe ich es kaum, mich zu übergeben.

Manchmal löse ich nach einer Freßorgie Chlorkalk in Wasser auf und trinke es. Es brennt in meiner Kehle, und mir wird nicht mal übel! Ich bin verzweifelt; Panik ist nicht das richtige Wort. Ich habe bis zu 15.000 Kalorien verzehrt, und wenn ich das Essen nicht wieder los werde, werde ich unendlich fett. Als letzte Rettung stecke ich zwei Finger in meinen Hals – meine am wenigsten favorisierte Methode. Ich übergebe mich und übergebe mich und übergebe mich. Ganze Nudeln kommen hoch, am Stück, sie sind noch nicht mal gekaut. Ich schmecke sie alle noch einmal. Ich stecke den Finger wieder hinein und würge. Nichts passiert. »Gott«, denke ich bei mir, »ich kann mich nicht mal mehr dazu bringen, mich richtig zu übergeben!«

Ich kriege kaum Luft, aber ich halte meinen Finger im Rachen und würge weiter. Große Klumpen unverdauter Nahrung plumpsen in die Toilettenschüssel. Ich trinke einen Liter Wasser; es beschleunigt den Prozeß, löst alles ein bißchen. Ich schwitze und bekomme Herzrasen. Grelle Punkte tanzen vor meiner Nase. Nach und nach kommt der Rest des Essens hoch. Ich kann es nun nicht mehr riechen. Meine Augen tränen, und meine Drüsen schwellen an. Ich trinke noch mehr Wasser, um meinen Magen auszuwaschen. Wasser ist zugleich mein Erkennungszeichen; wenn nur noch Wasser hochkommt, weiß ich, daß mein Magen leer ist. Vermischt mit Blut kommt es emporgequollen. Ich habe mir die Kehle mit den Nägeln verletzt und es nicht einmal bemerkt.

Der Reinigungsprozeß dauert ungefähr 20 Minuten. Ich fühle mich erhitzt, geschlaucht, meine Augen sind nur noch schmale Schlitze, meine Finger sehen aus wie kleine Cocktailwürstchen, und mein Bauch tut weh. Ich weiß nicht, daß ich riskiere, daß mein Magen zerreißt und ich innerhalb von Sekunden sterbe – daß Leute, die erst übermäßig viel essen und sich dann den Finger in den Hals stecken, oft tot neben der Toilette aufgefunden werden.

Ich putze mir die Zähne – und bin ahnungslos, daß dies das schlimmste ist, was eine Bulimikerin tun kann, denn ich reibe mir Magensäure in den Zahnschmelz. Die Säure kann den Schmelz zerstören und mir schmerzende, empfindliche, sogar schwarze Stümpfe bescheren. Ich wasche mir Hände und Gesicht und klettere ins Bett, wo ich den Rest des Tages verbringe. Nur selten nehme ich anschließend ein Bad – der Gedanke, dazuliegen und meinen abstoßenden Körper zu betrachten, ist mir unerträglich.

Es ist kurz vor Weihnachten. Martin und ich haben uns vom Küssen zum Petting vorgearbeitet, und ich fürchte mich vor mehr. Martin hört immer sofort auf, wenn ich ihn darum bitte, aber es erscheint mir einfacher, die Beziehung zu beenden, als weiterhin ständig nein zu sagen. »Ich will nicht mehr mit dir ausgehen«, sage ich eines Tages zu ihm. »Es wäre mir lieber, wenn wir nur noch Freunde wären.« Er weigert sich, mit mir zu sprechen.

Es ist Weihnachten. In diesem Jahr sind Großvater und Großmutter an der Reihe, zu Mama und Papa nach

Hause zu kommen. Ich kann die Familie nicht ertragen, vor allem Großvater nicht. Ich komme zum Abendessen, stochere ein wenig herum, dann erfinde ich eine Ausrede und gehe wieder.

Im Januar schicke ich meinem Bruder keine Geburtstagskarte; und als meine Eltern mich eines Sonntags anrufen, um mir zu sagen, daß ihr geliebter Drummer gestorben ist, denke ich nicht daran, sie zu besuchen. Jeden Abend gehe ich gleich nach der Arbeit aus; ich mache mir nicht einmal die Mühe, mich umzuziehen. In meiner Arbeitskleidung gehe ich in den Pub und dann weiter in den Nachtclub, wo ich oft bis drei Uhr morgens bleibe.

»Probier das mal, es ist wirklich gut«, sagt eines Abends ein Mädchen im *The Clarence* zu mir. Ich schaue auf ihren Finger; auf ihrer Fingerspitze befindet sich ein winziger weißer Kegel, der sich aufzulösen beginnt. Ich zögere nicht. Ich nehme ihn und schlucke ihn – was täte ich nicht für einen kurzen Rausch? Ich hoffe nur, daß niemand Claire McCann etwas davon erzählt – dann kriegt sie wieder ihre Mutter-Allüren und schimpft mit mir. Das Pub schwankt hin und her, und als die halbe Tablette Acid zu wirken beginnt, verzieht sich mein Mund zu einem Dauergrinsen. Ich habe das Gefühl, mein Gesicht würde sich teilen, und jedesmal wenn mich jemand ansieht, lache ich – auch wenn mich niemand ansieht, lache ich. »Laß uns zum *The Hatters* gehen«, sage ich zu Claire. »Okay«, antwortet sie. »Warte auf mich, ich gehe nur kurz zur Toilette.« Aber ich kann nicht warten, ich schäume vor Energie. Ich schnappe mir Susan und verschwinde zum *The Hatters*.

Ich tanze gerade zu einem meiner Lieblingsstücke ›The Whole of the Moon‹ von den *Waterboys*, als Claire hereinstürmt. Oh je, irgend jemand hat mich verpetzt! »Was fällt dir denn ein, verdammt!« brüllt sie. »Warum versuchst du ständig, dich umzubringen?« Sie spielt ihre Mutterrolle perfekt, und ich lache mich halbtot und verschütte dabei mein halbes Glas Guinness. Es ergießt sich über Susans neuen cremefarbenen Pulli, und ich kichere noch lauter. »Du bist mein Untergang«, sagt Claire, schnappt mich und schiebt mich die Treppe hinunter nach draußen. »Ich bringe dich jetzt nach Hause.« Hilflos vor Kichern lasse ich mich wegbringen.

Später komme ich langsam zu mir. Ich liege im Bett: Mein Körper schwebt, und ich kann meine Beine nicht fühlen. Von der Hüfte abwärts bin ich gelähmt. Ich gerate in Panik. Ich kann mich nicht bewegen, kann nicht sprechen. »Das tu ich nie wieder«, schwöre ich mir, als mein Körper zu zittern beginnt. Auf keinen Fall.

Aber ich rauche Cannabis und nehme Speed. Irgend jemand sagt mir, daß man durch Speed abnimmt, denn es regt den Stoffwechsel an, so daß man nichts mehr essen möchte, und man hat ständig den Drang, sich zu bewegen. Ich schlucke etwas, was man auch ›Bombe‹ nennt – pulverisierte Amphetamine, die in Reispapier gerollt sind. Als ich sie zum ersten Mal nehme, bleibe ich 48 Stunden lang wach. Ich schließe die Augen, aber pling! – sie öffnen sich wieder wie eine Registrierkasse. Jemand läßt den Deckel einer Mülltonne zufallen, und ich fange an zu tanzen, weil ich es für einen prima Rhythmus halte.

Elftes Kapitel

Ich kann mich selbst nicht ausstehen – meine Figur, mein Leben, die Person, zu der ich geworden bin. Ich habe keinerlei Kontrolle mehr über mich, und das gefällt mir am wenigsten. Im Pub betrinke ich mich sinnlos mit starkem Cidre; an einem Abend trinke ich 19 Tia Maria mit Cola. Alkohol macht die Welt erträglicher – alles wird netter, wärmer. Dabei helfen mir auch die Drogen. Wenn ich unter Cannabis stehe, ist mir alles so gleichgültig. Es würde mir nicht einmal etwas ausmachen, wenn mir jemand sagte, der Himmel stürze gleich ein. Wenn ich Speed nehme, stecke ich voller Energie – ich will nur noch lachen, reden und tanzen. Ich brauche nicht über meine Probleme nachzudenken und bin zufriedener mit mir – kurzfristig.

Seit ich von der Arbeit nach Hause gekommen bin, trinke ich Whiskey; inzwischen habe ich fast eine halbe Flasche leer. Außerdem habe ich ein Röhrchen mit Schmerzmitteln. Ich habe alle Tabletten auf den Teppich gekippt und spiele nun mit dem Gedanken, sie mit dem Rest des Whiskeys herunterzuspülen und mit allem Schluß zu machen. Niemand scheint zu begreifen, wie schrecklich es für mich ist, so dick zu sein. Jeder erzählt mir, das sei normal; aber ich hatte noch nie Kleidergröße 40, noch nie, und ich bin wütend auf mich selbst.

In meiner Verzweiflung rufe ich die Telefonseelsorge an. »Ich will sterben«, sage ich zu dem Mädchen, das sich als Debbie vorstellt. »Ich habe Tabletten, und ich werde sie nehmen.« Betrunken lalle ich ihr vor, daß ich mich umbringen will, weil ich zu fett bin, und Debbie hält mich gut drei Stunden am Telefon fest und redet es mir aus. »Zähl mit mir«, fordert sie mich auf. »Zähl die Tabletten in das Röhrchen zurück.« Und ich gehorche. »Ich kann jemand zu dir schicken, wenn du möchtest«, sagt Debbie, ehe sie auflegt. »Nein!« antworte ich schnell. »Ich komme schon klar.« Niemand darf sehen, wie dick ich bin!

Ich lege den Hörer auf, erhebe mich mühsam vom Boden, laufe schwankend durch die Küche, öffne die Besteckschublade und greife nach dem Brotmesser, um mir die Hölle aus dem Magen zu schneiden. Ich bin voller Selbsthaß und Abscheu – und das führt dazu, daß ich mich gern selbst verletzen würde. Die harte Edelstahlspitze dringt in meine Haut ein, und kleine Blutstropfen quellen hervor. Aber das Messer ist nicht besonders scharf – es kratzt eigentlich nur. Es tut nicht einmal weh. Ich kneife mir in den wulstigen Bauch, um ihn zu verletzen, um mich dafür zu bestrafen, daß ich so ein fettes Monster bin. Ich fühle noch immer nichts. Deshalb nehme ich die Essigflasche aus dem Schrank und spritze Essig auf die klaffende Wunde. »Du fettes Walroß«, schimpfe ich wütend. »Das wird dir eine Lehre sein!«

Am nächsten Morgen stehe ich auf – es soll der letzte Tag in meinem Leben sein. Ich komme mit meinem elenden Dasein nicht mehr zurecht und werde es heute abend ein für allemal beenden. Susan bleibt über Nacht bei ihrem Freund, also kann mich niemand stören. Ich ziehe meinen Rock in Größe 40 an. Der Saum hat sich gelöst. Er muß nur noch einen Tag halten, deshalb klebe ich ihn einfach mit Tesafilm fest und gehe einkaufen. Ich gebe mir alle Mühe, meinen erbärmlichen Zustand hinter einem fröhlichen Lächeln zu verbergen. Niemand darf erfahren, daß etwas nicht stimmt; ich will nicht, daß jemand meine Pläne durchkreuzt.

»Oh Scheiße!« schreit Susan. Sie ist unerwartet zurückgekommen, hat Wasser laufen gehört und mich im Bad gefunden. Ich stehe schwankend neben dem Waschbecken. Mein flauschiger weißer Bademantel ist blutbefleckt, und ein Plastikrasierer klappert im strömenden Wasser gegen den Abfluß. Meine Pulsadern sind aufgeschnitten und bluten, aber ich spüre nichts. »Oh *Scheiße*!« wiederholt Susan, während sie sich umdreht und zum Telefon rennt.

Benommen starre ich auf die Wand. Ich erinnere mich nicht mal daran, ins Bad gekommen zu sein, geschweige denn den Rasierer genommen, das Wasser aufgedreht und mir die Pulsadern aufgeschnitten zu haben. Susan kommt zurück und murmelt etwas Beruhigendes – Martin kommt gleich herüber. Sie dreht das Wasser ab und führt mich vorsichtig in mein Zimmer, wo sie mich auf mein Bett drückt. Ich wehre mich nicht. Ich bin ein Zombie, eine lebende Tote. Sie betupft meine Handgelenke mit Watte. Ich sehe zu, aber ich fühle nichts – es ist so, als gehörten die Wunden zu jemand anders. Susan wickelt einen Verband um meine Gelenke, den sie mit braunem Heftpflaster befestigt. Martin kommt. »Ist alles okay, Claire?« fragt er. Aber ich bin wie taub und kann nicht sprechen. Ich höre, wie Susan und Martin sich unterhalten – »Die Wunden sind nicht sehr tief«, sagen sie. »Eigentlich nur schlimme Kratzer«

– aber ihre Stimmen kommen von weit her. Ich lege mich hin und falle in einen traumlosen Schlaf.

»Wie geht es Ihnen, Claire?« fragt mich Dr. Pinto bei meinem Routinebesuch ein paar Tage später. »Gut, danke«, antworte ich und ziehe mir die Ärmel meines Pullovers über die Hände. »Darf ich Ihre Arme sehen?« fragt er. Er hat verstanden. »Claire, ich weiß, daß Sie versucht haben, sich das Leben zu nehmen«, sagt er geradeheraus. »Warum haben Sie das getan?«

»Es war ein Unfall«, erwidere ich. »Ich glaube nicht, daß es ein Unfall war, Claire. Ihre Freunde haben mir erzählt, daß Sie sich die Pulsadern aufgeschnitten haben. Sie machen sich große Sorgen um Ihren Gesundheitszustand, und wir sind alle der Meinung, daß es besser für Sie wäre, wieder ins Krankenhaus zu kommen.«

»Ich komme schon zurecht«, beharre ich und denke im stillen: »Ich bin viel zu dick, um ins Krankenhaus zu gehen. Ich kann unmöglich zurückgehen – ich tauge ja nicht mal als Magersüchtige!«

Ein paar Wochen später bin ich wieder mit Martin zusammen – weiß der Himmel, ich brauche jemanden, und wer sollte mich sonst ertragen? Er weiß um meine Freßanfälle – Susan hat es ihm erzählt; aber er redet nicht ständig darüber, auch nicht über meinen Selbstmordversuch. Ich selbst schaffe es nicht, davon anzufangen. Ich möchte die ganze Angelegenheit verdrängen. Ich schäme mich für das, was ich getan habe. Ich bin verzweifelt und unglücklich, aber ich will eigentlich nicht *sterben*. Ich kapiere einfach nicht, was manchmal in meinem Kopf vorgeht. Vielleicht verliere ich den Verstand.

Da Martin im *The Clarence* hinter der Theke steht, habe ich eine Entschuldigung, jeden Abend in den Pub zu gehen und mich bis zu Besinnungslosigkeit zu betrinken. Martin scheint das nichts auszumachen – genaugenommen läßt er mich machen, was ich will –, andererseits trinkt er selbst gern ein Gläschen über den Durst. Mir fällt auf, daß er manchmal ein bißchen grob zu mir ist, wenn er zuviel getrunken hat; aber ich bin so eine blöde Ziege, ich verdiene es wahrscheinlich nicht anders.

Nach einem Streit mit meinem Chef verlasse ich das Schuhgeschäft. Unter einem Schwall unhöflicher Bemerkungen erkläre ich ihm, wo er sich seinen Job hinstecken kann. Ich höre mich die harten, häßlichen Worte schreien und krümme mich innerlich. Das bin ich nicht; das ist nicht das, was die Leute von mir denken sollen. Zu Hause lege ich meine Carpenter-Musik auf, schmeiße mich aufs Bett und vergrabe mich in meiner Depression. Karen Carpenter besingt meinen Schmerz.

Mit offenen Augen träume ich von einem Leben ohne Schmerz, davon, was für mich ›meine perfekte Welt‹ bedeutet. Es sind immer dieselben Phantasien: Ich laufe über eine große Wiese und schiebe einen Kinderwagen. Die Sonne scheint, mich umgibt ein Gefühl von Wärme und Liebe. Ich beuge mich über den Kinderwagen und lächele das Baby an, dessen Gesicht mir entgegenstrahlt. Das ist meine perfekte Welt – jemanden zu haben, den ich lieben kann und der meine Liebe erwidert, bedingungslos.

Ich habe die Kraft gefunden, meine Freßattacken zu stoppen, Gott sei Dank. Jetzt mache ich wieder eine Hungerkur – über meine Lippen kommt nichts als Wasser, schwarzer Tee, Kaffee und ein Apfel pro Tag. Mit Hilfe eines mit Lügen gespickten Lebenslaufs – ich behaupte darin, daß ich früher für Banken gekocht hätte – bekomme ich einen Teilzeitjob in einem Restaurant mit dem Namen *Two's Company*. Ich bin tatsächlich eine gute Köchin – die meisten Magersüchtigen sind das. Ich mache alle Gerichte mit links – Lasagne, Hähnchen und Lauch- und Kartoffelsuppe, die sehr gut ankommt und mit käseüberbackenem Baguette serviert wird. Hm, mein Lieblingsessen! Ich esse allerdings nichts davon – der Geruch reicht mir. Mein Gewicht sinkt auf unter 57 Kilo.

Ich wohne wieder bei meinen Eltern. Das paßt mir nicht, aber mir bleibt nichts anderes übrig. Susan ist nach Irland zurückgegangen, und mir bleibt ein Haufen Rechnungen und nicht genügend Geld, um die Wohnung allein zu unterhalten. Wenigstens ist mein Bruder Michael ausgezogen, so daß ich sein altes Zimmer haben kann und nicht mehr mit meiner Schwester zusammenwohnen muß.

»Ich würde dich gern etwas fragen«, beginnt Martin immer wieder. »Dann frag mich doch«, antworte ich. »Nein, ein anderes Mal«, sagt er und wechselt das Thema. Ich kann mir vorstellen, was er will, stelle mich aber dumm. Die ganze Woche ziert er sich, bis Samstag. Wir sind in Tesco. »Ich würde dich gern etwas fragen«, beginnt er wieder. »Dann frag mich doch, Martin«, sage ich genervt. »Nein, nicht hier«, antwortet er. »Frag doch endlich«, dränge ich und reihe mich in die Schlange vor dem Zigarettenautomat ein. »Möchtest du mich heiraten?« stottert er. So, jetzt hat er es gesagt, kein Kniefall, keine Blumen, kein Champagner, nicht mal ein Ring! »Ja«, antworte ich. »Klar. Jetzt laß uns in den Pub gehen.«

Ich liebe Martin nicht, aber er kann mir das Baby schenken, nach dem ich mich so sehne – meine perfekte Welt. Und wenn ich ihn heirate, muß ich nicht länger bei meinen Eltern leben. Die Spannung zwischen ihnen und mir ist unerträglich, und unter ihrer Aufsicht kann ich meine Hungerkur nicht mehr lange fortführen. »Martin und ich werden uns verloben«, verkünde ich. Es gibt nichts Feierliches; Martin hält nicht um meine Hand an, und ich komme nicht mal auf die Idee, ihn einzuladen, damit wir es meinen Eltern gemeinsam sagen können. Sie haben ihn ein paarmal gesehen und sind, glaube ich, nicht besonders beeindruckt von ihm, aber sie sind schlau genug, nichts zu sagen.

Ich kaufe mir selbst einen Verlobungsring mit einem kleinen Diamanten, er kostet 180 DM. Ich verdiene jetzt etwas mehr Geld, denn ich habe meinen Teilzeitjob bei *Two's Company* gegen eine Ganztagsstelle bei *Woolworth* eingetauscht. »Der ist sehr hübsch«, sagt Martin, als ich ihm den Ring zeige. »Ich bezahle ihn dir, sobald ich kann.« Wir planen, nächsten Mai zu heiraten, und ich sage Martin, daß ich sofort eine Familie haben möchte. In einem Laden, der *Mignonette* heißt, habe ich mir bereits mein Hochzeitskleid ausgesucht und bezahlt. Es hat kurze Puffärmel, ein enges Oberteil und einen langen, wallenden Schleier. Es ist himmlisch – zumindest finde ich das. Martin fragt mich ständig danach aus, aber ich verrate ihm nichts – es soll Unglück bringen.

Eines Freitags komme ich nach Feierabend von *Woolworth,* laufe an der *Nat West Bank* vorbei und sehe ein Kleid wie meins, das dort im Fenster dekoriert ist und für Kredite werben soll. Ich erschauere und gehe rasch vorbei, in der festen Überzeugung, es handele sich um ein Omen.

Noch am selben Abend liegt mein Traum von einem perfekten Leben in Schutt und Asche. Zum ersten Mal wird aus einer von Martins Launen plötzlich unkontrollierte Wut. Er schlägt mich, heftig. Ich weiß nicht einmal, was ich getan haben soll. Vielleicht liegt es daran, daß ich keinen Sex mit ihm haben wollte, vielleicht daran, daß wir beide getrunken haben, vielleicht nur daran, daß ich ich bin.

»Lieber Martin«, schreibe ich am nächsten Tag und untersuche die Blutergüsse an meinem Oberarm. »Ich habe mir immer geschworen, daß ich einen Mann sofort verlasse, sollte er jemals die Hand gegen mich erheben – also Adieu. Deine Claire.« Ich stecke den Brief zusammen mit dem Verlobungsring, den er immer noch nicht bezahlt hat, in einen Umschlag und werfe ihn auf dem Weg zur Arbeit in den Briefkasten. Als ich an meinen Hochzeitskleid im Schaufenster der *Nat West Bank* vorbeikomme, fange ich an zu weinen. Erst mißhandelt mich Großvater und nun Martin. Warum ich? Was stimmt mit mir nicht?

Zwölftes Kapitel

»Claire«, beginnt meine Mutter zögernd, »ich habe dein Zimmer aufgeräumt und das hier gefunden.«

»Was?« Ich setze mich im Bett auf und reibe mir den Schlaf aus den Augen. Gestern abend bin ich spät nach Hause gekommen, und ich habe lange geschlafen, weil Claire McCann heute abend ihren 21. Geburtstag feiert.

Mama hält ein zerrissenes Heft in der Hand. Moment mal, das gehört doch mir! Ich schaue sie an, als wollte ich sagen: »Was, zum Teufel, tust du denn damit?«

»Claire«, sagt Mama, und ihre Stimme bebt vor Angst. »Hier steht, daß dich ein Familienmitglied sexuell mißhandelt hat. Wer war das?« Das Bett scheint unter mir zu schwanken, und das Zimmer beginnt sich zu drehen. Ich spüre, wie mir alle Farbe aus dem Gesicht weicht, und fange an zu schwitzen. »War es, als du klein warst? Hast du mit Michael komische Sachen gespielt?« fragt meine Mutter und kniet sich neben mein Bett. »Nein.« Ich schüttele den Kopf. »War es Papa?« fragt sie und sieht mich eindringlich an. »Nein«, antworte ich, und meine Gedanken rasen. Ich muß es ihr sagen. Es wird alles rauskommen, und dann werde ich die Familie zerstören. »Claire, was ist passiert? Du mußt mir sagen, wer es war«, bittet sie mit zitternder Stimme. Ich sehe sie an, sie ist verwirrt, zutiefst schokkiert von dem, was sie gelesen hat. Sie ist verzweifelt, will die Wahrheit erfahren, alles wieder in Ordnung bringen. »Es war Großvater«, flüstere ich und fange an zu heulen wie ein kleines Mädchen.

»Oh!« Weinend nimmt Mama mich in die Arme. »Warum hast du uns das nicht gesagt, Claire?«

»Ich konnte nicht«, antworte ich und zwinge mich unter Schluchzern zum Reden. »Ich dachte, ihr glaubt mir nicht. Ich wollte unsere Familie nicht kaputtmachen. Bitte, sag es niemandem«, flehe ich. Mir ist übel, ich schäme mich. »Ich muß es Papa sagen, Claire«, antwortet Mama. Zitternd steht sie auf, wischt sich die Augen trocken und geht nach unten. Ich lege mich wieder auf mein Kissen. Jetzt brauche ich erstmal eine Zigarette.

»Ich bringe ihn um! Ich bringe ihn um, verdammt nochmal!« brüllt Papa und ballt die Fäuste. Er schäumt vor Wut. So ist er selten, und wenn er so ist, kann er ernsthaften Schaden anrichten. Wir sind in der Küche. Ich rauche. Die Dinge müssen schlecht stehen, denn normalerweise darf ich wegen Lisas Asthma im Haus nicht rauchen. »Nein, Papa«, bitte ich. »Tu das nicht.«

»Nein, John.« Mama macht ein besorgtes Gesicht: Sie weiß, wie er ist, wenn er seine Beherrschung verliert. »Versprich mir, daß du das nicht tun wirst, Papa«, beharre ich. »Großvater tut es leid, wirklich leid.« Jetzt passiert das, was ich befürchtet habe – und ich bin schuld. »Okay«, antwortet Papa und beruhigt sich ein bißchen. »Ich verspreche, daß ich ihm nicht weh tun werde, aber ich muß mit ihm reden.« Er stürmt aus der Gartentür, und Mama läuft unruhig auf und ab und murmelt unablässig vor sich hin: »Und ich hätte ihm das Leben meiner Kinder anvertraut.« Ich ziehe nervös an meiner Zigarette. Solange ich lebe, werde ich diesen Tag nicht vergessen.

An diesem Nachmittag gehe ich durch die Hölle. Ich

bin völlig fertig: Wenn ich daran denke, daß meine Eltern nun alles wissen, schnürt sich meine Kehle zu. Ich bin schmutzig, ich bin ein Monster. Ich kann die Vorstellung nicht ertragen, daß andere Bescheid wissen, und Mama und Papa mußten mir versprechen, es sonst niemandem zu sagen. Ich fahre in die Stadt und kaufe Claire zum Geburtstag eine Kette. Dann gehe ich auf einen Sprung zu Michael, der mit seinem Freund Kevin zusammen ein Haus bewohnt. Elaine, Michaels neue Freundin, ist auch da, und es ist eine Erleichterung, in Michaels Zimmer zu sitzen, ihm bei seinen Computerspielen zuzusehen und an nichts Bestimmtes zu denken. Das Telefon klingelt, und Michael rennt nach unten.

»Claire?« ruft Michael von unten herauf. »Ja«, antworte ich und gehe zur Treppe. »Kannst du bitte kurz herunterkommen?« Ich gehe hinunter und denke: »Er hat für uns Kaffee gekocht, und ich soll ihm helfen, alles nach oben zu tragen.« Ich gehe ins Wohnzimmer, und mein Bruder steht mitten im Raum und hat Tränen in den Augen. »Claire«, sagt er und zieht mich in seine Arme. »Es tut mir so leid. Ich hätte dich beinahe gehaßt, weil ich dich nicht verstanden habe.«

»Was?« frage ich verwirrt und werde ganz starr in seinen Armen. »Mama und Papa haben es mir erzählt«, antwortet er. Ich befreie mich aus seinen Armen, öffne den Mund und schreie. »Nein! Ich habe sie gebeten, es niemandem zu sagen, und sie haben es versprochen.« Ich kann nicht aufhören zu schreien. Ich schreie den Schrei von jemand, der ermordet wird, einen Schrei, von dem man sich vorstellen kann, daß er Gebäude zum Einstürzen bringt. Ich höre Elaine und Kevin die

Treppe herunterrennen. »Paßt auf sie auf, laßt sie nirgends hingehen«, ruft Michael ihnen zu. »Wo willst du hin?« frage ich weinend. »Ich bringe ihn um!« meint er entschlossen. »Das darfst du nicht!« Ich schreie wieder. »Bitte, Michael, tu es nicht!« Aber er stürmt aus dem Haus, springt in seinen Wagen und fährt mit quietschenden Reifen los.

Als ich wieder zu Hause bin, verdränge ich alles, was geschehen ist. Es war ein furchtbarer Tag, aber heute abend feiert meine beste Freundin Geburtstag, und ich werde mich amüsieren. Also trage ich knallblauen Eyeliner auf und ziehe ein rotes, schulterfreies Top an. Es ist ein warmer Maiabend, und wir trinken alle ziemlich viel. Claire und ich sind berauscht. Sie legt ihren Arm um mich, küßt mich und flüstert: »Du bist meine beste Freundin.«

Dreizehntes Kapitel

»Diese Typen glotzen uns vielleicht an«, flüstert Lisa aufgeregt. Es ist unser erstes Urlaubsabend auf Rhodos. Mama und Papa haben beschlossen, daß ich etwas Aufmunterung brauche, und uns für ein paar Wochen in einen Ort namens Reni Koskinou verschleppt. Wir wohnen im Hotel *Paradise*, es ist wunderschön – mit weißen Mauern und hohen, mit Bougainvillea bewachsenen Bogengängen. Ich sehe zwei Männer, die vom anderen Ende des Restaurants zu uns herüberschauen. Der eine ist dunkel und attraktiv, der andere sehr muskulös, er hat blonde Haare, einen breiten Rükken und ist sonnengebräunt. Aber ich bin nicht im geringsten interessiert – ich habe die Nase voll von Männern.

»Hallo, ich bin Roy, und das ist Malcolm«, sagt der Blonde in tiefem Birminghamer Dialekt. Nach dem Essen sitzen wir am Pool, und Papa lädt sie ein, sich zu uns zu setzen. »Wir kennen uns in Rhodos schon ziemlich gut aus«, sagen sie. »Wenn ihr zwei also mal ausgehen möchtet, sagt uns nur Bescheid.«

In der ersten Woche faulenze ich fast nur im Bikini am Pool herum. Ich sehe ziemlich dick darin aus, aber ich will möglichst braun werden – man wirkt schlanker, wenn man braun ist, oder? Alle Leute behaupten, ich hätte kein Übergewicht, aber was sie sagen, interessiert mich nicht. Ich bin es gewohnt, dünn und knochig zu sein, bin es gewohnt, daß meine Kleider an mir hängen wie an einem Kleiderbügel. Ich hasse meine runden, weiblichen Formen; ich hasse es, wenn meine Kleidung eng am Körper sitzt. Ich passe auf, was ich esse, aber das ist nicht besonders schwierig, weil ich ausländisches Essen nicht mag – ich bin keine, die gern neue Sachen probiert –, und die meisten Gerichte an der Salatbar schwimmen in ekelhaften Dressings.

Roy und Malcolm kommen regelmäßig zu uns an den Pool. Sie laden uns zum Drink ein. »Das sind aber nette junge Männer«, findet Mama.

Seit meine Eltern von meinem Mißbrauch erfahren haben, verstehen wir uns besser. Sie wissen jetzt, was ich durchgemacht habe, und sind nicht mehr so streng mit mir. Sie regen sich nicht mehr so sehr über meine

Eßgewohnheiten auf und auch nicht mehr darüber, daß ich rauche. Trotzdem ist es mir nicht angenehm, daß sie über alles Bescheid wissen. Ich finde es schrecklich und krümme mich innerlich, wenn ich daran denke. Sobald sie versuchen, mit mir darüber zu reden, wehre ich ab. »Will nicht darüber sprechen«, stoße ich mit zusammengebissenen Zähnen hervor und gehe aus dem Zimmer. Aber ich brauche meine Eltern mehr als je zuvor. In letzter Zeit fühle ich mich unsicher und verletzlich wie ein kleines Kind. Immer wieder denke ich: »Was ist, wenn Mama und Papa sterben, was wird dann aus mir?« Die Vorstellung, ohne sie leben zu müssen, treibt mir die Tränen in die Augen.

Nach einer Woche fragen Roy und Malcolm Lisa und mich, ob wir Lust hätten, den nahegelegenen Ort Faliraki zu besuchen. Da uns die Aussicht auf einen Ortswechsel verlockend erscheint, sagen wir zu. Ich kleide mich nicht besonders sorgfältig, weil ich sie nicht beeindrucken will. Wir gehen in ein paar Bars, trinken was und kichern ziemlich viel. Roy ist 32, er arbeitet als Discjockey in einem Club in Swindon. Es stellt sich heraus, daß er auch mal in einem Lutoner Nachtclub gearbeitet hat. »Die Welt ist klein, nicht wahr?« sagen wir beide gleichzeitig. In einer der Bars hängt ein Schal des Fußballvereins von Oldham – er erinnert mich an Martin. Roy versucht meine Hand zu halten, aber ich ziehe sie weg.

Meine Eltern und Lisa machen einen Tagesausflug, und ich bleibe am Pool, um mich weiter zu grillen. Roy schlendert herüber. »Gehst du heute abend mit mir aus?« fragt er. Er ist nett und sieht sehr gut aus. Warum nicht?

Wir ziehen durch ein paar der Bars in Faliraki, danach gehen wir in eine Hoteldisco. Wir tanzen zu ›The Whole of the Moon‹ von den *Waterboys*. Ich erzähle ihm von Martin, und er berichtet mir von seinem Bruder, der im letzten Jahr an einer Krankheit gestorben ist. Es ist sehr traurig, und plötzlich erzähle ich Roy, daß ich Magersucht hatte und im Krankenhaus gelegen habe. Er hat aufrichtiges Mitleid mit mir. »Das muß schrecklich gewesen sein«, sagt er und fügt hinzu: »Jetzt hast du eine tolle Figur.«

Um Mitternacht kommen wir ins Hotel zurück, spazieren am Pool vorbei und gehen die Stufen zum Strand hinunter. Wir reden noch ein bißchen und beobachten eine Yacht, die an einem Felsen liegt und in der der reiche Grieche, dem sie gehört, mal wieder ein neues englisches Mädchen vernascht. Insekten schwirren durch die Luft, und eine Brise weht unter meinen kurzen Rock. Kurze Zeit später sehen wir zu, wie die Sterne von der Sonne aufgesogen werden – es ist Sonnenaufgang, und wir reden schon seit sechs Stunden! »Oh je, jetzt muß ich aber gehen!« sage ich. »Meine Eltern drehen durch, wenn sie merken, daß ich die ganze Nacht weg war.« Ich schüttele mir den Sand aus dem Rock, und Roy nimmt meine Hand und hilft mir beim Aufstehen. Ich fühle mich ihm so nah. Hand in Hand gehen wir die Treppe hinauf und am Pool vorbei. Dann hebt er mich hoch und küßt mich, und mein Magen kribbelt vor Glück. So etwas habe ich bei Martin nie gefühlt.

Roy will mit mir einen Ausflug auf einem Motorrad machen, das er gemietet hat. Mein Vater hat mir verboten, Motorrad zu fahren, deshalb muß das ganze heimlich geschehen. »Ich verbringe den Tag mit Roy«, sage ich meinen Eltern, und was wird das für ein Tag! Ich sitze zum ersten Mal auf einem Motorrad, und wir tragen weder Helme noch Lederkleidung. Wir brausen in die Berge, bis wir ins Tal der Schmetterlinge gelangen. Es sollte eigentlich nur eine Stunde dauern, aber wir verfahren uns. Es macht nichts – wir haben soviel Spaß dabei. Höher und höher schraubt sich die Maschine, und irgendwann können wir sogar die Türkei sehen. Unsere Hinterteile werden wund, deshalb halten wir immer wieder am Straßenrand an, um ein bißchen Wasser zu trinken und zusammen eine Zigarette zu rauchen.

Als wir ins Hotel zurückkehren, sind wir von Kopf bis Fuß in Straßenstaub eingehüllt. Er ist überall – auf unserer Kleidung, in unseren Haaren, unseren Mündern, unseren Schuhen. Wir kommen zu spät zum Abendessen, aber so wie wir aussehen, könnten wir ohnehin nicht ins Restaurant gehen. Deshalb gehen wir in Roys Zimmer, um uns ein bißchen zu säubern. »Spring schnell unter die Dusche«, sagt Roy. Ich wasche mich, so schnell ich kann. Mama und Papa bringen mich um, wenn sie merken, daß ich mit einem Motorrad unterwegs war. Ich muß mich waschen und ins Restaurant gehen, schnell.

Rasch binde ich mir ein kleines weißes Handtuch um die Haare und ein etwas größeres um meinen Körper. Als ich aus dem Bad komme, fängt Roy mich in seinen Armen ab. Ganz sanft nimmt er mir das Handtuch vom

Kopf und schüttelt mein Haar herab. Dann entfernt er wortlos das Tuch von meinem Körper. Es macht mir nichts. Ich stehe völlig nackt da, und es macht mir nicht das geringste. Ich weiß, daß es passiert, und ich möchte, daß es passiert. Als Roy mich in seine Arme nimmt und mich zum Bett trägt, bete ich im stillen: »Lieber Gott, bitte zeig mir, wie es normal ist. Bitte, laß es schön sein.« Und es ist schön.

»Was würdest du tun, wenn du schwanger wärst?« fragt Roy mich. Es ist sein letzter Tag, und ich bin tieftraurig. »Keine Ahnung«, antworte ich. Der Gedanke ist mir bisher nicht gekommen. Alles, woran ich denken kann, ist, wie ich mit ihm allein sein kann, ehe er abreist – ich möchte am liebsten ständig mit ihm schlafen. »Ich würde dich nicht unterstützen«, sagt er. Aber ich bin so verliebt, es kümmert mich nicht. Wenn Roy von mir verlangen würden, von den Klippen zu springen, würde ich das tun.

Als wir wieder in England sind, telefoniere ich mit Roy, und er schickt mir Liebesbriefe. Ich nehme sogar ein paar richtig kitschige Liebeslieder für ihn auf und schicke ihm die Kassette. Roy sagt, er würde mich gern besuchen, habe aber bisher noch keine Zeit gefunden. Bei *Woolworth* trifft eine LKW-Ladung aus Swindon ein – ich spiele mit dem Gedanken, mich im Laderaum des LKWs zu verstecken und ihn zu überraschen. »Er ist doch wie alle anderen«, warnt mich meine Freundin Catherina, die in der Süßwarenabteilung arbeitet. »Erst verführen sie dich, dann wollen sie nichts mehr von dir wissen.« Aber ich glaube ihr nicht.

Schließlich kommt Roy doch noch nach Luton. Ich bin außer mir vor Freude, auch wenn es mich ein bißchen irritiert, daß Malcolm mitkommt. »Ich habe dir etwas mitgebracht«, sagt Roy. Es ist die Single *The Whole of the Moon:* unser Song. Darauf hat er geschrieben: ›Claire, zur Erinnerung an Rhodos 1990, Roy. XXX.‹ Wir verbringen den Abend in mehreren Pubs, dann erklären Roy und Malcolm, daß sie nach Hause müssen. Ich bin enttäuscht: Ich habe arrangiert, daß Roy und ich in das Haus eines Freundes gehen und dort Sex haben können. »Sei nicht böse, ich komme ja bald wieder«, sagt Roy und küßt mich zum Abschied. Aber Catherina hatte recht: Er ignoriert meine Briefe und weigert sich, mit mir zu telefonieren.

Vierzehntes Kapitel

Catherina ist ein fröhliches Mädchen aus County Wexford. Ihr dunkles, exotisches Äußeres läßt mich zunächst vermuten, sie sei vielleicht portugiesischer Abstammung. Aber sie ist durch und durch Irin. Sie lebt mit ihrem Freund Daffy zusammen, einem Zimmermann. Vor einem Jahr sind sie gemeinsam aus Irland nach England gekommen, um hier zu arbeiten. Catherina weiß, daß ich Magersucht hatte. Jetzt, wo alles hinter mir liegt, macht es mir nichts mehr aus, darüber zu reden. Eines Mittags verbringen wir die Pause gemeinsam, und ich schlage vor, in den Drogeriemarkt zu gehen und uns dort auf die elektronische Waage zu stellen. Catherina ist als erste dran. Sie wiegt 63 Kilo. Ich wiege 57 Kilo und finde das ziemlich viel. Ich wiege weniger als Catherina, aber so sollte es auch sein, denn ich habe eine andere Statur. »Das ist aber wenig«, stellt Catherina erschrocken fest. »Versprich mir, daß du nicht wieder krank wirst.«

»Das werde ich nicht«, antworte ich und meine es auch so. Ich kann mir nicht vorstellen, wieder zu der armseligen, kalorienbesessenen Kreatur zu werden, die ich war, ehe ich ins Krankenhaus kam.

Mein Problem ist mein Liebeskummer um Roy. Mein ohnehin dürftiges Selbstbewußtsein hat einen ordentlichen Schlag erlitten, und ich kann mich selbst nicht leiden. Ich lasse mein schulterlanges Haar radikal kurz schneiden und hellblond färben. Trotzdem bin ich noch immer zutiefst unzufrieden mit mir. Mein Appetit läßt nach, und die Pfunde beginnen dahinzuschmelzen. Meine Eltern fangen wieder an, Bemerkungen über mein Gewicht zu machen – ich weiß nicht, wovon sie reden. Ich denke nicht einmal ans Essen, und ganz sicher mache ich weder eine Diät, noch nehme ich Abführmittel.

Es ist November, und Catherina und ich haben beide *Woolworth* verlassen: Sie arbeitet jetzt bei *Evans*, einer Boutiquenkette, und ich bei *Radio Rentals*. Meine offizielle Berufsbezeichnung lautet Verkaufsassistentin; ich vermiete Fernseher, Videogeräte und Waschmaschinen. Meine Dienstkleidung besteht aus einem marineblauen Rock, einer blau-weiß gestreiften Bluse, einer rot getupften Fliege und einem marineblauen Blazer. Der Job macht mir Spaß, und ich habe das Gefühl, endlich über Roy hinwegzukommen. Trotzdem gibt es einen Wermutstropfen: ein großes, dünnes Mädchen namens Gaynor. Sie ist auch Verkaufsassistentin, und ich bin eifersüchtig auf sie. Sie wiegt 51 Kilo – ich weiß das, weil ich sie danach gefragt habe –, dabei futtert sie wie ein Pferd. Außerdem sieht sie hübsch aus mit ihren blauen Augen und den blonden Haaren. »Ich will Gaynors Gewicht haben«, überlege ich mir, »aber ich sähe mit 51 Kilo nicht so dünn aus, deshalb muß ich es noch darunter schaffen.«

Die Zeit vor Weihnachten ist sowieso immer meine stressigste Zeit. Ich fange an, mich einzuschränken, und versuche schon im voraus, ein paar der Kalorien einzusparen, die ich Weihnachten in mich hineinstopfen werde. Es ist das erste Weihnachtsfest, seit meine Eltern über Großvater Bescheid wissen, das erste, was wir nicht mit der ganzen Familie feiern werden. Catherina und Daffy verbringen die Feiertage in Irland und haben mich gebeten, in dieser Zeit ihr Haus zu hüten. Ich freue mich, denn das nimmt mir etwas den Druck. Ich gehe eigentlich nur zum Weihnachtsessen nach Hause.

Der erste Weihnachtstag ist gar nicht so übel. Wie immer esse ich, so viel ich will, wie immer habe ich anschließend ein schlechtes Gewissen. Großmutter kommt kurz vorbei, um uns Geschenke zu bringen. Socken für Michael und Nylonstrumpfhosen für Lisa und mich. Auf den Geschenkanhängern steht ›Alles Liebe von Großmutter‹, von Großvater ist keine Rede. Ein seltsamer Gedanke, daß seit Mai, als die Sache herauskam, keiner von uns mehr Großvaters und Großmutters Haus betreten hat. Manchmal frage ich mich, was ich empfinden würde, wenn ich noch einmal in ihr Haus ginge und ihn sähe – aber ich versuche, nicht zu oft daran zu denken.

Mein Neujahrsvorsatz für 1991 besteht wie immer darin, ein paar Pfunde abzunehmen. Als mein Rock an den Hüften zu rutschen beginnt, fängt Mama an, mir Vorhaltungen zu machen, und auch meinen Kolleginnen bei *Radio Rentals* wundern sich. »Warum hast du bloß so eine schlechte Meinung von dir?« fragt eines der Mädchen, als ich eine Bemerkung darüber mache, wie häßlich ich mich finde. »Du bist doch ein echt nettes Mädchen.«

»Ja«, bestätigt eine andere, »und du ißt nie etwas und bist total dünn.«

»Ich esse wohl etwas«, widerspreche ich mehr aus Gewohnheit als aus irgendeinem anderen Grund.

Ich wechsele zu der *Radio-Rentals*-Filiale in Dunstable, die von Jan geleitet wird. Jan ist Anfang dreißig, sie ist intelligent und sprüht vor Temperament. »Hallo, Darling«, ruft sie immer in ihrer Singsang-Stimme. Sie hat ebenfalls kurzes, blond gefärbtes Haar, und manchmal fragen uns Kunden, ob wir Schwestern seien. Jan ist eine begeisterte Verkäuferin. Wenn das Telefon klingelt, stürzt sie sofort hin, greift nach dem Hörer und schnattert los: »Gutenmorgenradiorentals, Janamapparatwaskannichfürsietun?«, und ich muß jedesmal lachen. Ich bin jetzt runter auf 51 Kilo; aber, wie ich bereits vermutet habe, muß ich noch mehr abnehmen, um so dünn zu sein wie Gaynor. Außerdem ist bald Sommer, und ich will in diesen ganz knappen Kleidchen gut aussehen. Meist esse ich den ganzen Tag über nichts, und Jan, eine bekennende Kartoffelchips-Anhängerin, fängt an, sich Sorgen zu machen.

Wenn ich zu Hause bleibe, esse ich abends etwas, aber ich gehe häufig aus. Seit einiger Zeit beteilige ich mich an Karaoke-Wettbewerben in den umliegenden Pubs, und – wie aufregend! – in einem Wettbewerb habe ich den ersten Preis gewonnen! Ich glaube, jetzt habe ich meine Berufung gefunden: Ich möchte Sängerin werden.

Ich bin ziemlich nervös. *The Heights* ist ein großes Pub, das Halbfinale des Karaoke-Wettbewerbs findet heute statt, und es ist brechend voll. Viele Kollegen von *Radio Rentals* sind gekommen, um mich zu sehen. Ich habe schwarze Leggings an und stelle fest, daß sich der Stoff an meinen Oberschenkeln ausbeult. Ich wiege 47 Kilo. Meine Mutter hat die Waage schon längst fortgeräumt, deshalb wiege ich mich bei Catherina. Ich fühle mich ein bißchen schlapp und frage, ob ich einen Hocker haben kann, um mich hinzusetzen. Ich sitze mitten im Pub, schaue in die Gesichter, die schweigend auf mich gerichtet sind, und fange an zu singen: ›Yesterday Once More‹ von den Carpenters. Für ein paar flüchtige Minuten bin ich in eine andere Welt versetzt. Ich *bin* Karen Carpenter, und dies hier ist kein Pub, es ist das Londoner Palladium. Ich konzentriere mich auf meinen Vortrag, und für einen kurzen Moment entfliehe ich meinem unglücklichen Leben. Als ich fertig gesungen habe, brechen meine Zuschauer in Gejohle, Applaus und Zurufe aus. »Du warst super!« rufen viele, als ich zu meinem Platz zurückgehe. »Du hast dich genau angehört wie Karen Carpenter.«

»Wow!« denke ich, »was für eine Ehre!«

Ich höre den Conferencier meinen Namen rufen. Ganz langsam begreife ich seine Worte. Sie meinen mich! Ich kann doch nicht ernsthaft gewonnen haben, oder? Ich fasse es nicht. Ich habe gewonnen! Meine Freunde zerren mich hoch; wie benommen lasse ich mich nach vorn ziehen. Catherina weint, und überall um mich herum stehen die Leute auf Tischen und Stühlen, klatschen, johlen und stampfen mit den Füßen. Dies ist meine Viertelstunde, und ich bin plötzlich ein bißchen berühmt. Die Redakteurin eines lokalen Rundfunksenders zieht mich zur Seite, dann packen mich ein Journalist und sein Fotograf, der mein Gesicht mit Blitzlichtern bombardiert. »Claire Carpenter!« lautet die Schlagzeile in der Lokalpresse.

Das Finale des Karaoke-Wettbewerbs findet in einem Nachtclub in Milton Keynes statt, nicht weit von Jans Haus. Ich ziehe mich in ihrem Gästezimmer für meinen Auftritt um, als sie hereinkommt. »Oh, mein Gott!« ruft Jan und faßt sich erschrocken an den Mund. »Von dir ist ja gar nichts mehr übrig!« Ich stehe in Slip und Büstenhalter da und ziehe eine schwarze Steghose hoch. »Claire, du mußt dringend etwas unternehmen; du bist ja nur noch Haut und Knochen!« Jan regt sich mächtig auf; sie fängt sogar an zu weinen. Ich bin schokkiert und verstehe nicht, was sie meint. Was für ein Theater! Ich bin überhaupt nicht dünn. Schnell bedekke ich mich mit meiner schwarzen, ärmellosen Weste. Jan hält meine Arme fest und tastet nach meiner Taille. Sie murmelt etwas von bleistiftdünnen Ärmchen und sagt: »Das kannst du nicht anziehen, es sieht schrecklich aus! Vielleicht habe ich etwas, was du tragen kannst.« Jans Kleidung paßt zu ihr: Sie trägt grelle pinkfarbene und grüne Blazer mit dicken Schulterpolstern. Sie hat Größe 36 und einen großen Busen, und ihre

Kleider hängen an mir wie Säcke. Ich muß meine eigenen Klamotten tragen, und die verdecken wenigstens meinen dicken Hintern.

Ich gewinne den Wettbewerb nicht – ich kann kaum atmen, geschweige denn singen. »Hat Claire Krebs oder AIDS oder irgendwas?« erkundigt sich jemand bei einer meiner Freundinnen.

Als der Sommer zu Ende ist, kommen die Bezirksleiterinnen Linda Jennart und Cathy Johnson in unsere Filiale, um mit mir über mein Gewicht zu sprechen. »Sie brauchen Hilfe«, sagen sie. »Aber ich esse doch«, protestiere ich. Ich kann das nicht begreifen. Es ist doch nicht so, als äße ich nichts. Okay, ich stopfe nicht ständig Pizza oder Pommes frites in mich hinein, aber ich bin auch nicht auf meiner Eine-Scheibe-Käse-ein-Brötchen-pro-Tag-Diät. Ich halte mich an die Dinge, bei denen ich mich sicher fühle, wie Sandwiches mit Ei und Halbfett-Mayonnaise oder Nudeln. Wieso hören die Leute nicht auf, mich ständig zu nerven? Ich bin entschlossen, nicht nachzugeben und nicht nur deshalb mehr zu essen, weil andere es sagen. Ich nehme auch wieder Abführmittel – denn wenn ohnehin jeder der Meinung ist, ich verhielte mich falsch, kann ich auch richtig Mist machen.

»Jedesmal wenn ich in den Laden komme, sind Sie dünner geworden«, sagt Linda. »Wir müssen Sie zum Arzt bringen.« Ich stimme nur zu, weil ich meinen Job nicht verlieren will. Aber ich habe Angst, denn ich will nicht wieder ins Krankenhaus.

Kurz bevor Linda kommt, um mich abzuholen, gehe

ich in mein Zimmer, rolle den Teppich auf, unter dem ich meine Abführpillen versteckt halte, und nehme eine Handvoll. Es gibt mir ein beruhigenderes, sichereres Gefühl.

Dr. O'Donnell ist nicht im Dienst, deshalb untersucht mich ein anderer Arzt, der mich ins Krankenhaus überweist. Eine Woche später habe ich einen Termin bei Dr. Pereira, dem Assistenzarzt von Dr. Pinto, und einer Krankenschwester namens Ruby. Dr. Pereira ist ein Inder Mitte 30, der das ›V‹ nicht richtig aussprechen kann. Ich mag ihn. Er interessiert sich besonders für Menschen mit Eßstörungen; er hört mir genau zu und nimmt sich Zeit für mich.

Ruby ist eine dicke Frau mit kaffeebrauner Hautfarbe und schwarzem Kräuselhaar. Sie sitzt aufmerksam daneben, während Dr. Pereira mir in seiner ruhigen, höflichen Art eine Menge Fragen stellt. Er bittet mich, ein Bild von mir selbst zu zeichnen. Ich nehme einen Stift und male meine dicken Pausbacken, den aufgeblähten Bauch und den riesigen Hintern. »Hm.« Dr. Pereira schüttelt nachdenklich den Kopf. »Sie haben ein sehr gestörtes Verhältnis zu Ihrem Körper.« Am Ende des Gesprächs sagt Dr. Pereira mir, daß Ruby mein Gewicht künftig regelmäßig überprüfen wird. Ich gehe einmal in der Woche zu ihr, in ein Haus namens Beacon House, das ganz in der Nähe von *Radio Rentals* liegt.

Jede Woche ist es dasselbe. »Kommen Sie, ich wiege Sie«, sagt Ruby. »Ich will nicht gewogen werden«, antworte ich. »Warum sagen Sie das jede Woche? Sie wissen doch, daß Sie gewogen werden müssen«, gibt Ruby zurück. Widerstrebend steige ich auf die Waage. »Gott, Sie haben ja tatsächlich ein bißchen zugenommen«, sagt

Ruby dann oder meist: »Claire, Sie haben schon wieder abgenommen.« Dann zeichnet sie mir eine Graphik, die anzeigt, wie viel Pfund ich zunehmen soll. Ich werfe sie weg, sobald ich das Beacon House verlasse. Sie fragt mich nach meinem Ernährungstagebuch, das ich wie immer nicht habe. Ich soll jeden Tag aufschreiben, was ich esse und wie ich mich dabei fühle, aber das tue ich nie. »Wie oft muß ich Ihnen noch sagen, daß Sie Ihr Tagebuch führen sollen?« sagt Ruby und droht mir mit ihren goldlackierten Fingern. Dann erkundigt sie sich, wie meine Woche war. Ich erzähle ihr, ich hätte ein schlechtes Gewissen wegen eines Streits mit meinen Eltern und dies und jenes. »Dumm, dumm, dumm«, kreischt Ruby. »Das ist alles, was ich von Ihnen höre. Warum fühlen Sie sich so schlecht? Warum machen Sie sich immer so klein? Erzählen Sie mir etwas Schönes von sich.« Darauf folgt jedesmal lähmende Stille.

Fünfzehntes Kapitel

»Hallo!« Es ist Andy Beeken. Er arbeitete früher bei *British Home Stores* und ging dann als Lagerverwalter zu *LTH Electronics*. Wir laufen uns auf der Straße vor *Radio Rentals* über den Weg. Herrje, hat der sich verändert! Sein Gesicht ist noch dasselbe, und sein braunes Haar ist immer noch kurz und stoppelig, aber er ist fülliger geworden. Früher war er ziemlich dünn, aber jetzt sieht er sehr männlich aus; sein Rücken ist richtig breit – ich mag breite Rücken. »Wo willst du denn hin?«

frage ich ihn und schaue auf seine Tasche. »Ins Schwimmbad«, erklärt er. »Ich habe angefangen, jeden Dienstag schwimmen zu gehen.«

»Nächste Woche komme ich mit«, antworte ich. »Ein bißchen Sport könnte mir nicht schaden.«

»Okay«, sagt Andy. »Ich freue mich.«

Andy ist ein richtig lustiger Typ. Bei *British Home Stores* hat er sich einmal in der Badehose in eine Wanne voller Vanillesauce gesetzt, um Geld für einen guten Zweck zu sammeln. Und ich werde nie vergessen, wie Claire McCann, Rosaleen, Andy und ich uns in Mannequin-Perücken gegenseitig durchs Lager gejagt haben. Ich mag Andy, aber ich sehe in ihm keinen möglichen Partner: Nicht im geringsten könnte ich mir vorstellen, daß er eine Beziehung mit mir haben wollte.

Ich freue mich auf Dienstag, aber ich habe Angst, Andy könnte mich zu dick finden. Ich wiege 48 Kilo, und nachdem ich ein paar Tage lang Abführtabletten geschluckt habe, schaffe ich es runter auf 47. In der Umkleidekabine schlüpfe ich in meinen grün-weiß gestreiften Badeanzug – die Streifen verlaufen senkrecht, weil das schlanker macht. Ich betrachte mich im Spiegel und bin halbwegs beruhigt, als ich feststelle, daß sich mein Brustkorb durch meine Haut drückt, meine Beckenknochen hervorstehen und mein Bauch nach innen gewölbt ist.

»Du hast eine tolle Figur«, sagt Andy im Schwimmbad. »Du bist ja richtig schlank.« Ich bin am Boden zerstört: In meiner gestörten Wahrnehmung bedeutet schlank fett. Jeder andere sagt mir ständig, ich sei viel zu dünn und sähe ausgehungert aus; also wissen die offensichtlich nicht, wie ich unter meiner Kleidung aussehe. Andy sieht mich im Badeanzug und hält mich nicht für ausgehungert – anscheinend bin ich ohne Kleider viel dicker als mit. Auf die Idee, daß das eine Aufmunterung sein könnte, komme ich nicht; ich kann mir nicht vorstellen, daß irgendwer mich aufmuntern möchte.

Aber Andy ruft mich weiterhin an und verabredet sich mit mir. Nach drei Wochen geht er mit mir ins Kino, wo wir uns JFK ansehen. Es ist ein toller Film, und als er mich nach Hause fährt, diskutieren wir angeregt, wer JFK erschossen haben könnte. Er hält vor dem Haus meiner Eltern und küßt mich zum ersten Mal. Ich fühle kein Feuerwerk und keine vorbeimarschierenden Bands, aber ich freue mich. Ich mag Andy immer mehr und war unsicher, ob wir nun eine richtige Beziehung haben oder nur Freunde sind. Der Kuß macht es offiziell.

»Ich will eigentlich nichts essen«, sage ich zu Andy. Wir sitzen in seinem Schlafzimmer, und er führt mir seine Hanteln vor. Er wohnt bei seiner Mutter und seinem Stiefvater, hat eine Schwester, Diane, die ein Jahr jünger ist als ich, und einen älteren Bruder. Bei Andy zu Hause fühle ich mich wohl, wahrscheinlich auch deshalb, weil seine Mutter Tiere liebt und es dort wie in einem Zoo zugeht. Es gibt Fische und Kaninchen, die Hunde Henry und Wilma, und die Katzen Samson, Humphrey und Burbank. Andys Mutter hat eine Platte mit Snacks für uns gezaubert: kleine Käsestücke, Salat, Tomaten, Gurke und Mais auf Weißbrot. »Komm«, fordert Andy mich auf, »nimm etwas.«

»Nein«, lehne ich ab, »ich werde zu dick. Ich möchte nichts, danke.«

Andy erinnert sich daran, daß ich krank war, als ich bei *British Home Stores* gearbeitet habe, und wir reden kurz darüber. Ich erzähle ihm, daß ich noch immer zur Überwachung zu einer speziell ausgebildeten Krankenschwester gehe. »Du bist tatsächlich ein bißchen mager«, sagt Andy. »Na toll«, denke ich, »vor kurzem fand er noch, ich sei schlank.« Die Leute widersprechen sich ständig, von jetzt an glaube ich nur noch, was ich selbst denke – daß ich zu dick bin.

Andy ist schüchtern; er ist ein Jahr älter als ich, aber er hatte noch nicht viele Freundinnen. Wir küssen uns, und das ist so ziemlich alles – was mir gut paßt. Anfang 1992 habe ich das Gefühl, daß Andy mehr möchte. Wenn ich eines *nicht* bin, dann naiv – ich weiß, daß Männer gern Sex haben. Ich hatte auch mal gern Sex – mit Roy. Aber nach dem Desaster, mit dem diese Beziehung endete, bin ich wieder auf dem Boden gelandet – für mich bedeutet Sex, benutzt und mißbraucht zu werden.

Ich muß ehrlich sein und Andy erklären, warum ich mit Sex solche Probleme habe. Ich möchte es nicht, aber Sex möchte ich noch weniger. »Andy«, beginne ich eines Tages, als wir in seinem Zimmer sitzen. »Für mich ist Sex ein ziemliches Problem.« Ich hole tief Luft. »Weißt du, mein Großvater hat mich mißbraucht, als ich klein war. Du darfst es also nicht persönlich nehmen, wenn ich mich manchmal von dir zurückziehe.« Andy weiß nicht, was er darauf sagen soll. Ich kann sehen, daß er schockiert ist. Nach einer Weile reißt er sich zusammen und sagt: »Es macht nichts, Claire; ich warte, solange du möchtest.«

»In meiner Firma schließen sie schon Wetten über uns ab«, erzählt Andy lachend. Wir waren mit Cathy Johnson und ihrem Freund Pizza essen und fahren jetzt zurück nach Luton. Wir haben ein bißchen getrunken und eine Menge gelacht und hatten einen schönen Abend. »Was meinst du damit?« frage ich ihn. »Sie vermuten, daß wir uns verloben«, antwortet er und lächelt mich von der Seite an. Ich weiß nicht, was ich sagen soll, aber ich weiß, daß ich Andy sehr gern habe. Die Gefühle für ihn sind anders als für Roy, aber ich nehme an, ich habe damals Lust mit Liebe verwechselt. »Was meinst du denn dazu?« fragt er. »Was?« antworte ich. »Na ja«, erwidert er, hält vor unserem Haus, zieht die Handbremse und dreht sich zu mir um. »Sollen wir sie ihre Wette gewinnen lassen? Sollen wir uns verloben?« Ich bin ganz aus dem Häuschen. »Das wäre toll«, sage ich und küsse ihn.

Andy ist richtig nervös, das sind wir beide. Wir sehen uns ständig an und fangen dann an zu kichern. Er hat vorgeschlagen, es meinen Eltern am Sonntag beim Mittagessen zu sagen, »Dingdong« – die Uhr im Wohnzimmer schlägt zweimal. Es klingt schicksalsschwer, und Andy und ich müssen schon wieder lachen. »Das Essen ist fertig!« ruft Papa aus der Küche, wo er das Fleisch geschnitten und Mama das Gemüse verteilt hat. »Also dann«, flüstere ich Andy zu, als wir in die Küche gehen.

Wir sitzen am Tisch, und Andy sagt kein Wort von unserer Verlobung. Wir essen Hähnchen, Gemüse und Bratkartoffeln. Noch immer bleiben Andys Lippen fest verschlossen. Meine Mutter serviert das Dessert. Ich glaube, Andy traut sich nicht. Plapper, plapper, plapper – wir unterhalten uns über alles mögliche, und dann kommt plötzlich irgendwie das Thema Heiraten auf. Andy räuspert sich und sagt umständlich: »Eh, was würdet ihr sagen, wenn Claire und ich heiraten würden?« Es ist sekundenlang still, dann reden Mama und Papa gleichzeitig. »Das ist ja toll!« ruft Mama. »Das ist ein bißchen früh, oder?« rutscht es Papa heraus. Es überrascht mich nicht, außerdem bin ich sicher, daß meine Mutter ihn überzeugen wird. »Nein, ist es nicht«, sagt sie und wirft ihm einen ihrer Blicke zu. »Es ist eine tolle Nachricht!«

Eine Woche später befinden Andy und ich uns in Mill Rythe, einem Ferienzentrum auf Hayling Island, wo das Personal Team genannt wird. Wir hatten uns gewundert, warum der Urlaub so billig ist, und jetzt wissen wir es – wir haben die Rentner-Wochen erwischt. Überall, wo man hinsieht, singt gerade jemand ›Hello Dolly‹, tanzt Foxtrott oder spielt Bingo. Andy und mich kümmert das wenig, wir finden es lustig und genießen es, daß wir den Swimmingpool, die Sauna, den Whirlpool und die Fahrräder für uns allein haben, weil alle anderen zu alt dafür sind. Mill Rythe liegt in einer herrlichen Landschaft. Es gibt üppige Felder, Bäche, Flüsse mit kleinen Brücken und wunderbare Ausblicke aufs Meer. Wir haben ein Zimmer in einem Appartementhaus gebucht, kein Chalet, weil die Zimmer schöner und mit Fernseher ausgestattet sind. Dafür wird zwar ein kleiner Aufschlag berechnet, aber auch so kostet uns der Urlaub nur 220 DM pro Person, inklusive Vollpension. Ich haue richtig rein, brauche aber Andys ständige Rückversicherung: »Findest du mich dick?« frage ich. »Nehme ich zu?«

Eines Abends bestellt Andy uns zum Essen eine Flasche Sekt. Er gießt unsere Gläser voll und sinkt dann vor mir auf die Knie. »Claire, möchtest du mich heiraten?« fragt er und grinst. »Ja«, antworte ich lachend und genieße die Blicke der anderen Restaurantgäste. »Ich möchte dich heiraten.« Er zieht eine kleine blaue Schachtel hervor. Ich weiß, daß sie die Diamanten enthält, die wir letzte Woche zusammen beim Juwelier ausgesucht haben. Er streift mir den Ring über den Finger, und es ist offiziell – wir sind verlobt.

Als wir von Hayling Island zurückkommen, fühle ich mich unheimlich dick. Ich habe drei Mahlzeiten pro Tag gegessen. Ich habe einen Termin im Krankenhaus und weiß, daß sie mich wiegen werden. Ich habe ein bißchen Angst davor, zu erfahren, wieviel ich zugenommen habe. Als Ruby mich vor zwei Wochen gewogen hat, wog ich 50 Kilo. »Hoffentlich ist es dabei geblieben«, denke ich und steige schweren Herzens auf die Waage. Der Zeiger schießt empor – 55,5 Kilo: Ich habe elf Pfund zugenommen! Ich brauche dringend eine Diät – schließlich will ich keine fette Braut sein!

Wir legen den Hochzeitstermin fest und einigen uns darauf, daß die Trauung in der katholische Kirche St. Johannes stattfinden soll und die Feier im Pfarrsaal nebenan. Meine Mutter und ich gehen in die Stadt, um ein Hochzeitskleid auszusuchen. Ich durchkämme die endlosen Kleiderreihen im *Mignonette* – cremefarbene, weiße, roséfarbene, mit Perlen, Spitzen und Rüschen. Ich ziehe eins heraus. Ich glaube, ich habe das perfekte Kleid gefunden. »Dieses da«, sage ich zu der Verkäuferin. »Kann ich es bitte anprobieren?« Die Verkäuferin nimmt es von der Stange und trägt die Kreation wie eine Trophäe vor sich her in den Umkleideraum. Ich folge ihr, und sie zieht hinter mir die Vorhänge zu. Ich betrachte die Vision auf dem gepolsterten Kleiderbügel: Das Kleid ist cremefarben mit großen Puffärmeln, einem Oberteil mit V-Ausschnitt, das unten spitz zuläuft – sehr vorteilhaft – und einem endlos langen Schleier. Es ist ein bißchen wie das Kleid von Prinzessin Diana; ich finde es himmlisch. Sie haben es nur in Größe 36 – hoffentlich paßt es.

Mit zufriedenem Lächeln stelle ich fest, daß das Kleid nicht nur paßt, es ist viel zu weit. Die Verkäuferin kommt in die Kabine, um mir den Reißverschluß zuzumachen, und da, wo eigentlich Körper sein sollte, ist massenhaft Stoff. »Du bist zu dünn«, sagt Mama mißbilligend. »Sie brauchen Größe 34«, sagt die Verkäuferin und fügt hinzu: »Wenn Sie es jetzt bestellen, haben Sie es im Januar.« Es kostet 1.900 DM, und meine Mutter zahlt. Von jetzt an muß ich sehr vorsichtig sein. Die Horrorstory mit dem gelben Brautjungfern-Kleid, das ich auf Katrina-Sowiesos Hochzeit trug, ist mir in guter Erinnerung. Panisch denke ich darüber nach, wie ich verhindern kann, daß sich die Geschichte wiederholt. Ich darf kein Gramm zunehmen, vielleicht nehme ich sogar lieber ein paar Pfund ab, um ganz sicherzugehen.

Ich komme auf die Idee, Blut zu spenden. Denn schließlich wiegt ein Liter Blut ungefähr soviel wie ein Kilo Zucker, oder? »Sind Sie sicher, daß Sie 50 Kilo wiegen?« fragt mich die Krankenschwester. »Ich wiege 50,5 Kilo, um genau zu sein«, lüge ich. Man muß mindestens 50 Kilo wiegen, um Blut spenden zu können, doch glücklicherweise scheint die Schwester mir zu glauben. Ich bestehe den Anämie-Test, und nun versucht die Schwester vergeblich, eine Vene zu erwischen. Es dauert ein paar Minuten, doch dann ist die Nadel drin, und ich sehe zu, wie die rote Flüssigkeit durch den Schlauch in den Beutel über dem Bett schießt. Es ist ziemlich befriedigend – bis ich ohnmächtig werde.

Als ich zu mir komme, stelle ich fest, daß man die Nadel aus meinem Arm gezogen hat und der Beutel nur ein paar Millimeter gefüllt ist. Eine Ärztin steht neben meinem Bett. »Ich glaube, Sie brauchen Ihr Blut selbst nötiger als wir«, sagt sie lächelnd und fügt hinzu: »Essen Sie das jetzt, und bleiben Sie noch mindestens eine halbe Stunde ruhig liegen.« Sie reicht mir ein Glas Orangensaft und nicht einen, sondern vier Kekse! Es bleibt mir nichts anderes übrig, als zu lächeln und sie zu essen. Innerlich schäume ich.

Andy und ich haben unser Traumhaus gefunden. Es ist Baujahr 1930, hat zwei Schlafzimmer und einen großen Wohnraum mit angrenzendem Eßzimmer in derselben Größe. Die Küche führt in einen kleinen Garten, und was mich besonders fasziniert, ist das Bad. Es ist riesengroß, mit großem Waschbecken, Badewanne und Dusche. Es gibt keine Garage, aber das ist egal, denn Andy möchte sein Auto ohnehin verkaufen, damit wir ein bißchen mehr Geld zur Verfügung haben.

Wir machen ein Angebot. Es wird akzeptiert, und wir nehmen eine Hypothek auf. Aber es kommt nicht in Frage, daß wir bereits einziehen und gemeinsam dort wohnen. Meine Eltern sind gegen Sex vor der Ehe, Ende der Durchsage. Mir macht es nichts – es schiebt diese Sexsache noch ein bißchen auf. Und meine Eltern haben nichts dagegen, wenn wir freitags oder samstags abends dort bleiben – sie glauben, ich schliefe auf der Doppel-Luftmatratze und Andy in dem Bett im Gästezimmer. In Wahrheit kuscheln wir uns auf der Luftmatratze zusammen, und wenn meine Eltern sonntags morgens zu Besuch kommen, rennt Andy ins Gästezimmer, zerwühlt die Bettwäsche und beult die Kissen ein. Wir machen nichts, aber sie würden uns das nie glauben!

Wir haben nur wenige Möbel – ein zweisitziges Sofa, das wir geschenkt bekommen haben, und einen Herd, den ich billig gekauft habe. Freitags nach der Arbeit kaufe ich etwas Nettes zum Abendessen und koche, während Andy im Garten wühlt. Andy bringt seinen tragbaren Fernseher von zu Hause mit, und wir sehen ein bißchen fern und unterhalten uns über die Hochzeit und unsere Pläne im neuen Haus – Andy will das Gästezimmer zu einem Mini-Fitneßstudio umbauen.

»Hallo, Kim«, rufe ich, als ich meine alte Freundin und Kollegin von *British Home Stores* beim Einkaufen in der Stadt treffe. Ich habe sie ewig nicht gesehen. »Kannst du dich an Veronica erinnern?« fragt sie. Ich nicke und denke an das schüchterne Mädchen zurück, das samstags im Kaufhaus jobbte. »Sie ist sehr krank«, erzählt Kim. »Sie hat sehr viel Gewicht verloren. Meinst du, du könntest sie mal besuchen?«

»Klar kann ich das, Kim«, antworte ich. Ich gehe zu *British Home Stores* in die Abteilung Damenmode, wo

Veronica arbeitet. Ich kann kaum glauben, wie sehr sie sich verändert hat: Früher war sie immer ziemlich dick, jetzt ist sie ein dürres Persönchen.

»Hallo, Veronica«, sage ich. »Erinnerst du dich an mich?«

»Ja«, antwortet sie. Verlegen senkt sie den Kopf und wird puterrot. Ich versuche es zuerst mit ein bißchen Smalltalk, aber es ist vergebens. Also komme ich gleich zur Sache. »Ich glaube, du hast ein Problem, stimmt's?« frage ich. »Nein«, erwidert sie leise. Ich versuche es anders. »Weißt du noch, als ich hier gearbeitet habe und ins Krankenhaus mußte?«

»Ja«, flüstert sie und schaut auf ihre Füße. »Ich verstehe dich, ich weiß, wie das ist. Du brauchst keine Angst zu haben und kannst mir ruhig sagen, daß du ein Problem hast.« Ich füge hinzu: »Wenn du Lust hast, können wir uns gern einmal treffen und uns ein bißchen unterhalten.« Ich schreibe meine Telefonnummer auf eine alte Busfahrkarte und gebe sie ihr.

»Claire, eine Veronica ist am Telefon«, ruft Mama. Ich fliege die Treppe hinunter. »Hallo, Veronica.«

»Willst du dich immer noch mit mir treffen?« fragt Veronica. »Klar, wann?« antworte ich. Rasch verabreden wir uns für die kommende Woche – ich habe das Gefühl, daß sie das Telefongespräch schnell beenden will. Vielleicht hat ihre Mutter sie gebeten, mich anzurufen.

Es gießt in Strömen, und ich stelle mich im Eingang von *British Home Stores* unter. Veronica verspätet sich. Ich bezweifle, daß sie überhaupt kommt, und gebe ihr noch zehn Minuten. Dann sehe ich sie vom Arndale Center auf mich zukommen. Sie trägt eine braune Lederjacke und eine Hose, die ihr viel zu groß ist. Sie hat den Kopf zum Schutz gegen den Regen gesenkt. Als sie näherkommt und mich ansieht, erkenne ich ihr trauriges schmales Gesicht und denke instinktiv: »Sie ist in einem erbärmlichen Zustand.«

Wir gehen ins *The Clarence*. Sie holt etwas zu trinken und kommt mit einer Cola Light für mich zurück und einem Glas Bier für sich selbst, wie ich erstaunt bemerke. Ich stelle viele Fragen, aber sie ist nicht besonders gesprächig. Ich erfahre, daß ihr Vater kürzlich gestorben ist und daß sie sich fett findet. »Ich fühle mich dick«, sagt sie immer wieder, »und wenn ich etwas esse, stekke ich mir anschließend den Finger in den Hals.« Sie tut mir so leid. Sie ist so ein nettes Mädchen; ich würde ihr gern helfen, ich würde sie gern dazu bringen zu essen. »Was ist dein Lieblingsessen?« frage ich. »Schinkenbrot«, antwortet sie ohne zu zögern. »Wann hast du zum letzten Mal ein Schinkenbrot gegessen?« frage ich. »Weiß ich nicht mehr«, sagt sie traurig. »Veronica, besorg dir ein Schinkenbrot, schneid es in vier Stücke, schau es an und denk, ich werde dich jetzt essen. Versuch es, Veronica. Bitte!«

Und warum beherzige ich meine Ratschläge nicht selbst? Weil ich mir egal bin; es kümmert mich nicht, was mit mir passiert; ich hasse mich. Aber ich kümmere mich um Veronica: Sie ist ein netter Mensch und verdient, etwas zu essen.

»Du weißt, daß man davon sterben kann«, erkläre ich Veronica. »Geh also bitte zum Arzt, laß dir bitte helfen. Du schaffst es nicht allein.« Veronica und ich sind uns ein bißchen nähergekommen. Ich ziehe meinen Mantel aus, und Veronica öffnet den Reißverschluß ihrer Jacke. Ich schaue auf ihre dünnen Handgelenke und den Schwanenhals, der aus dem Hemd hervorstrebt, und mich packt die Eifersucht. Ich sehe, daß Veronica krank ist, aber ich sehe auch, daß sie verdammt mehr Körperkontrolle hat als ich. Neben ihr fühle ich mich wie eine Mastkuh. »Schau dich doch selbst an«, sagt Veronica. »Du bist doch auch dünn, und dein Rock ist dir viel zu weit.«

»Ach, er ist nur eine Nummer zu groß«, antworte ich schnell.

Es ist Heiligabend, und ich mache mich fertig, um mit Kim auszugehen. Es klingelt. »Oh je, Kim ist aber pünktlich«, denke ich, während ich mich schnell zu Ende schminke. Ich höre sie unten im Flur mit Mama sprechen, dann kommt sie die Treppe herauf. »Ich bin gleich fertig«, rufe ich nach draußen. »Claire«, sagt Kim ernst, als sie in mein Zimmer kommt. »Ich muß dir etwas sagen.«

»Was denn?« frage ich und drehe mich zu ihr um. »Wegen Veronica«, antwortet sie und fängt an zu weinen. »Sie ist tot, nicht wahr?« frage ich mit zitternder Stimme. »Sie ist zum Arzt gegangen«, erzählt Kim und versucht trotz ihres Schluchzens weiterzureden. »Sie haben sie sofort ins Krankenhaus gebracht, aber es war zu spät; sie hatte einen Herzstillstand.« Ich bin entsetzt; es ist erst zwei Wochen her, seit Veronica und ich zusammen im *The Clarence* waren. Ich kann es nicht fassen. Kim und ich setzen uns auf mein Bett, wir nehmen uns gegenseitig in die Arme und heulen uns die Augen aus dem Kopf. »Es ist so furchtbar«, sagt Kim, nachdem sie sich ein wenig beruhigt und die Nase geputzt hat. »Die Leute merken einfach nicht, was sie sich selbst antun.« Es kommt mir nicht in den Sinn, daß sie auch mich damit meinen könnte.

Sechzehntes Kapitel

Puh! Es paßt – mein Hochzeitskleid paßt! Eigentlich ist es sogar zu groß und muß ein bißchen abgenäht werden. »Aber seien Sie bloß vorsichtig«, warnt mich die Verkäuferin durch die Nadeln hindurch, die sie sich zwischen die Lippen geklemmt hat. »Die meisten Bräute nehmen vor der Hochzeit ein bißchen ab, das ist völlig normal, aber bis zu Ihrer dauert es noch fast vier Monate – da dürfen Sie nicht zuviel verlieren.«

»Wenn du wieder krank wirst, müssen wir die Hochzeit absagen«, erklärt Mama. Mein Gewicht sinkt rapide, und meine Eltern sorgen sich zu Tode. Auch meine neue Chefin bei *Radio Rentals* ist beunruhigt. Jan hat uns verlassen, ihre Stelle hat nun Maureen Matthews, eine zierliche Blondine, eingenommen. Ich habe keine Ahnung, wie alt sie ist – und sie verrät weder ihr Alter noch ihren Geburtstag. Wir sind ein kleines Team – Maureen, ich und Andrea, die Teilzeitkraft.

Jan mußte mir fest versprechen, Maureen nichts von meinen wöchentlichen Terminen bei Ruby zu erzählen. Aber ich glaube nicht, daß sie ihr Versprechen gehalten hat, denn ich traue niemandem – jeder ist ein potentieller Feind und nur daran interessiert, daß ich dick werde. Maureen fragt mich nie, wo ich hingehe. Deshalb bin ich überzeugt, daß sie Bescheid weiß.

»Diese Termine, die ich immer habe«, beginne ich eines Tages, als Maureen den Laden beaufsichtigt und ich die Kasse abrechne. »Ja?« Ich will jetzt unbedingt wissen, ob Jan mich verraten hat. »Ich gehe dort hin, weil ich Eßstörungen hatte.« Und Maureen ist echt überrascht; sie hatte keine Ahnung. Sie weiß nichts über Magersucht und möchte gern mehr erfahren. Ich beantworte ihre Fragen. »Aber jetzt ist alles wieder in Ordnung«, lüge ich.

Im Laufe der Wochen kommen Maureen und ich uns näher. Sie ist eine kluge, direkte, unvoreingenommene Person, und ich gestehe ihr eines Tages, was sie längst weiß – daß ich immer noch Probleme mit dem Essen habe. Sie ist sehr verständnisvoll und bietet mir ihre volle Unterstützung an.

Ruby macht Theater und will mich unbedingt ins Krankenhaus schicken, damit Dr. Pereira mich sieht. Außerdem versucht sie, mich auf meinen Großvater anzusprechen. »Lassen Sie uns über das, was Sie erlebt haben, reden, Claire«, sagt sie. Mir steckt ein Kloß im Hals, und ich rutsche unruhig auf meinem Stuhl hin und her. Darüber zu reden ist für mich fast genauso schlimm wie es zu erleben. »Ich kann nicht«, antworte ich mit bebender Stimme. »Wieso nicht?« »Ich schäme mich«, flüstere ich, den Tränen jetzt nah. »Warum schämen Sie sich?«

»Ich will einfach nicht darüber sprechen«, antworte ich und weine nun richtig. »Aber es ist wichtig, daß Sie darüber sprechen«, beharrt Ruby. »Ich kann nicht. Es war alles meine Schuld.« Immer wieder versucht Ruby, dieses Thema anzuschneiden, läuft aber jedesmal gegen die mentale Schranke, die ich errichtet habe. »Es ist meine Schuld, ich bin schlecht, schlecht, schlecht«, wiederhole ich ständig und steigere mich in solch einen Zustand hinein, daß wir das Gespräch abbrechen müssen.

Mein Gewicht sinkt weiter, und ich fange an, meine Termine bei Ruby abzusagen. Ein paarmal gelingt mir das. »Hallo, Ruby, es geht mir gut«, sage ich, »aber ich kann heute nicht kommen, weil ich eine wichtige Verabredung habe«, oder »ich muß länger im Laden bleiben, weil wir nicht genug Personal haben.« Doch nach ein paar Wochen ruft Ruby mich an. »Sie müssen unbedingt kommen, Claire«, befiehlt sie. Und als ich das tue, oh je!

Mein Rock ist mir bis auf die Hüftknochen gerutscht. Normalerweise ziehe ich so wenig wie möglich an – wenn man friert, verbraucht man mehr Kalorien; aber heute trage ich viele Schichten übereinander, damit ich mehr wiege, wenn ich auf Rubys Waage steige. Ich ziehe meine Schuhe aus, lasse aber meine Jacke mit dem schweren Schlüsselbund und dem vielen Kleingeld in der Tasche an. Dennoch ist mein Gewichtsverlust dramatisch. So dramatisch, daß Ruby für mich einen Termin bei Dr. Pereira vereinbart. Sie möchte, daß auch Andy mitkommt.

»Haben Sie das Verlangen, sich zu übergeben?« fragt Dr. Pereira. Ich beiße mir auf die Lippen, damit ich nicht laut lachen muß, und starre auf den Fußboden. Ich wage es nicht, Andy anzusehen, denn ich weiß, daß wir dann beide anfangen würden zu kichern. »Ihr Gewicht ist zu niedrig, Claire. Ich möchte gern, daß sie ins Krankenhaus kommen, damit wir Sie bis zur Hochzeit aufpäppeln können. Was halten Sie davon?« fragt Dr. Pereira. Ich will nicht wieder krank werden, ich will meine Hochzeit genießen können. Andy redet schon lange auf mich ein und drängt mich, wieder ins Krankenhaus zu gehen – er findet, daß es mit mir bergab geht. Also willige ich ein, noch am selben Nachmittag zu kommen. Ich gehe rasch bei *Radio Rentals* vorbei; Maureen und Andrea sind erleichtert und versprechen, mich zu besuchen. Als ich nach Hause komme, erlebe ich eine ganz andere Reaktion.

»Wenn du wieder in diese Klinik gehst, besuche ich dich nicht«, brüllt Papa. »Was haben die denn für dich getan? Du mußt dich verdammt nochmal zusammenreißen und endlich essen.« Auch Mama ist nicht sonderlich erfreut. »Beim letzten Mal hat dir das nicht besonders gutgetan«, sagt sie verbittert. »Als du nach Hause kamst, hast du sofort wieder abgenommen.«

»Es ist mir egal, was deine Eltern sagen«, meint Andy. »Ich möchte, daß du ins Krankenhaus gehst und gesund wirst.« Ich vertraue auf Andy; die Reaktion meiner Eltern hat mich verletzt, sie verstehen mich einfach nicht.

Diesmal bin ich auf Station 18, wo es etwas freizügiger zugeht. Sie erstreckt sich über zwei Etagen. Der Tagesbereich ist auf der unteren Ebene und besteht aus einem Speisesaal, dem Aufenthaltsraum, in dem ich bei meinem letzten Aufenthalt Klavier gespielt habe, und einem Raucherzimmer, das in den Garten führt. Außerdem gibt es einen Kindergarten für die Kinder der

Patienten und des Personals. Auf der oberen Ebene befinden sich Schlafzimmer und Schlafsäle, die morgens von 10 bis 12 Uhr und nachmittags von 14 bis 16 Uhr verschlossen sind, damit die Patienten nicht den ganzen Tag im Bett herumliegen.

Dr. Pereira hat einen neuen Plan für mich aufgestellt. Jeden Tag soll ich Frühstück, Mittag- und Abendessen im Speisesaal einnehmen. Meine Hauptmahlzeit muß Fleisch, Fisch, Ei oder Käse enthalten, Salat und mindestens eine Scheibe Brot oder eine Kartoffel; dazu ein Dessert – entweder Obst, Käse oder Eis. Wenn ich das mittags esse, brauche ich abends nur ein Butterbrot zu essen, zusätzlich aber auch dann ein Dessert. Dreimal täglich, um 10, 15 und 20 Uhr, soll ich eine Tasse Tee oder Kaffee mit Milch trinken und dazu eine Kleinigkeit knabbern, zwei Kekse, ein Stück Kuchen oder Käse. Ich werde zweimal in der Woche gewogen, dienstags und freitags vor dem Frühstück, und soll jede Woche zwei Pfund zunehmen, um mein Zielgewicht von 54 Kilo zu erreichen. Im Moment wiege ich 49 Kilo. Der Plan sieht weiterhin vor, daß ich mich an eine Krankenschwester oder einen Arzt wende, wenn ich nach einer Mahlzeit das Bedürfnis habe, mich zu übergeben, und daß ich zwei Stunden nach einer Mahlzeit unter Aufsicht einer Schwester oder eines Arztes bleibe.

Wenn ich den Plan nicht einhalte, werden meine Privilegien eingeschränkt. Sarah, meine neue Therapeutin, nennt mir ein paar Beispiele – wenn ich die Zwischenmahlzeiten auslasse, werden meine Telefongespräche limitiert. Wenn ich die Station verlasse, ohne jemand Bescheid zu geben, werden die Zeiten, in denen ich Musik hören darf, limitiert. Und ›limitiert‹ bedeutet ›gestrichen‹. Außerdem muß ich, wenn ich nicht an jedem Wiegetag ein Pfund zugenommen habe, bis zum nächsten Wiegetag auf der Station bleiben. Wenn ich mein Soll jedoch erfülle, darf ich mit meinen Freundinnen und meinem Verlobten ausgehen.

Trotzdem haben die Patienten auf Station 18 mehr Freiheiten als auf Station 17, und das ist nicht gut für mich. Ich sitze allein im Speisesaal und kann mir das Essen ungehindert in die Handtasche schütten. Die meisten Krankenschwestern scheinen über die Konditionen meines Programms nicht Bescheid zu wissen. Also erzähle ich ihnen einfach, ich dürfe ausgehen, und sie glauben mir. Ich laufe regelmäßig über die Straße zur Apotheke und kaufe Dutzende Medikamente. Ich schlucke Abführmittel, Schlankheitstabletten, die in meinem Magen aufquellen, bis ich keinen Hunger mehr verspüre, und Entwässerungspillen, die das Wasser aus meinem Körper schwemmen. Mein Bedürfnis, diese Medikamente zu nehmen, ist einfach übermächtig. Ich kann nicht dagegen angehen.

Andy besucht mich jeden Abend. Mama, die in der Klinik arbeitet, kommt ein paarmal am Tag – ich wußte, daß sie das tun würde. Sogar meine Freundin Simone aus London kommt mich besuchen. Ich sitze mit meinem Bruder Michael und Maureen in meinem Zimmer, als sie hereinspaziert. Sie bringt mir eine riesige Schachtel Pralinen mit. Michael und Maureen sehen sie an, als habe sie den Verstand verloren. Aber ich verstehe, warum sie sie mitgebracht hat. Leuten, die krank sind, schenkt man häufig Pralinen – es ist ihre Art zu sagen: »Du bist krank, und ich wünsche dir gute Besserung.« Ich bin ihr dankbar für diese normale Geste und esse eine.

Nach einer Woche gibt auch Papa nach und besucht mich. Er und Mama sitzen mit mir im Aufenthaltsraum, schweigend. Sie sehen genau, daß es mir nicht bessergeht. Mein Vater hat später eine Auseinandersetzung mit einer der Schwestern. »Es geht ihr schlechter«, beginnt er. »Was genau tun Sie für sie? Sie verhält sich, als sei sie hier in Urlaub. Man hat sie beim Einkaufen gesehen – können Sie das nicht unterbinden? Sie kauft sich doch Abführmittel.«

»Sie steht nicht unter Arrest«, erklärt die Schwester. »Dann sorgen Sie dafür, daß sie es tut. Sperren Sie sie um Himmels willen ein!« poltert er und stürmt aus der Klinik.

»Entschuldigen Sie, heißen Sie Claire?« Ich sitze am Empfang und unterhalte mich mit meiner Freundin Kim Speight, die zu Besuch gekommen ist. »Ja«, antworte ich und schaue in das ernste Gesicht einer Frau. Arrogante Kuh – sie sieht mich von oben herab an, ihre scharfen Augen mustern mich eingehend. »Mein Name ist Lorna Franklin. Dr. Pereira hat mich gebeten, mit Ihnen zu sprechen«, erklärt sie. »Ich leite eine Selbsthilfegruppe für Leute, die ähnliche Probleme haben wie Sie, und würde mich gern einmal mit Ihnen darüber unterhalten.«

»Wann, jetzt?« frage ich abwehrend. »Ja«, antwortet sie und sieht zu Kim rüber. »Was kann *die* denn schon von meinen Problemen wissen?« denke ich.

Lorna führt mich in einen der Therapieräume und

erzählt mir von der Gruppe, die sie erst kürzlich ins Leben gerufen hat. »Das wichtigste Ziel ist, Leute zusammenzubringen, damit sie sich austauschen können. Die meisten Betroffenen glauben, es passiere nur ihnen, und empfinden es als hilfreich, über ihre Probleme mit anderen zu sprechen, die sie verstehen. Die Zusammentreffen dauern jedesmal anderthalb Stunden mit einer Pause«, erklärt Lorna, die Krankenschwester mit einer psychiatrischen Zusatzausbildung ist. »Während der ersten Halbzeit gehe ich herum, frage die Teilnehmer, wie ihre Woche war, und konzentriere mich auf spezielle Probleme, die die einzelnen haben. Aber es besteht keine Pflicht, irgend etwas zu sagen, wenn man nicht möchte. In der zweiten Hälfte sprechen wir über Dinge wie die Einstellung zum eigenen Körper, über den Zusammenhang zwischen Streß und Eßstörungen, oder wir unterhalten uns über gesunde Ernährung und Lebensweisen.« Ich bin zugleich neugierig und mißtrauisch – sicher gibt es da viele Mädchen, die dünner sind als ich.

»Ich weiß, daß Sie wegen Magersucht behandelt werden. Wie lange leiden Sie schon an Eßstörungen?« fragt Lorna. Bei dem Wort ›Magersucht‹ zucke ich zusammen, aber ich antworte ihr. Ich erzähle Lorna auch von meiner Freundin Veronica, damit sie weiß, daß ich nicht so krank bin. »Veronica hatte wirklich Magersucht; ich meine, sie starb daran«, sage ich und füge hinzu: »Aber so bin ich nicht.«

»Warum sind Sie nicht so?« will Lorna wissen. »Weil diese Leute dünn sind«, antworte ich. »Und das bin ich schließlich nicht, oder?« »Sie sehen ziemlich abgemagert aus«, stellt Lorna fest, und perverserweise freut mich das. Lorna sieht auf ihre Uhr und sagt: »Warten Sie in der Halle, dann hole ich Sie in 20 Minuten ab und nehme Sie mit in die Gruppe.«

Ich gehe zurück zum Empfang, wo Kim auf mich wartet. »Was hat sie gesagt, Claire?« fragt sie, und ich erzähle es ihr. Kim nimmt meine Hand. »Schau dir deine Hände an«, sagt sie mit eindringlicher Stimme. »Sie sind so zerbrechlich. Mach bei dieser Gruppe mit, bitte.«

Lorna kommt um halb acht, um mich abzuholen. Ich verabschiede mich von Kim und folge Lorna zu dem Raum, in dem wir uns zuvor unterhalten haben. Lorna öffnet die Tür und stellt mich den Frauen vor, die dort im Kreis sitzen: eine Krankenschwester, sie heißt Mike, und drei andere Mädchen. Die einzige, die mich interessiert, ist Wendy. Ich kann ihr Gesicht nicht erkennen, sondern nur ihren blonden Haarschopf und ihre schwarze Leggings, die ihr viel zu weit sind. Ich kann den Blick gar nicht von ihr abwenden – sie ist so *dünn*. Lorna zeigt auf einen freien Stuhl, und ich setze mich, die Augen fest auf das Mädchen gegenüber gerichtet.

Lorna geht im Raum umher und fragt die Teilnehmerinnen, wie sie sich in der letzten Woche gefühlt haben. Offenbar leiden die beiden anderen Mädchen an Bulimie. »Ich habe keine Lust mehr, mein halbes Leben auf der Toilette zu verbringen«, sagt eine von ihnen. »Wie abstoßend«, denke ich. Dann wendet Lorna sich Wendy zu. So wie sie da sitzt, mit gesenktem Kopf und in ihre riesige schwarze Strickjacke gehüllt, erinnert sie mich sehr an Veronica. »Ich möchte eigentlich gar nichts sagen«, flüstert Wendy. Lorna stellt ihr ein paar Fragen, die sie nur mit ja oder nein beantwortet. Ich höre aufmerksam zu und bin bestürzt. Offensichtlich ist Wendy nicht einmal im Krankenhaus, sondern arbeitet noch. Kaum zu glauben. Ich bin in der Klinik, und dabei ist sie doch viel dünner als ich! Ich starre Wendy an.

»Möchten Sie etwas sagen, Claire?« fragt Lorna. »Nein«, erwidere ich knapp. »Haben Sie ein Problem?« beharrt Lorna. »Ja«, antworte ich wütend und starre Wendy an. »Ich habe ein Problem – ich bin zu dick!« Ich sehe, daß Lorna und Mike Blicke tauschen. Sicher denken sie jetzt, ich leide unter Heißhungeranfällen. »Aber ich habe keine Heißhungeranfälle«, sage ich rasch. »Ich habe nie Heißhungeranfälle.«

»Wir machen jetzt eine Pause«, verkündet Lorna. »Kann ich irgendwo eine Zigarette rauchen?« frage ich. »Ja«, sagt Lorna. »Draußen in der Empfangshalle.« Ich gehe in die Empfangshalle, und da sitzt sie, Wendy. Ich kann den Blick einfach nicht von ihr nehmen. Ich setze mich auf den freien Platz neben sie, damit ich sie von nahem sehen kann. Hektisch ziehe ich an meiner Zigarette und beobachte sie aus den Augenwinkeln. Offenbar tut sie dasselbe. »Mensch, Claire«, denke ich, »sag etwas zu ihr.«

»Magst du die *Carpenters*?« frage ich sie. »Ja«, antwortet Wendy und dreht ihr schmales Gesicht in meine Richtung. »Gib mir die Hand«, sage ich. Ich strecke meine Hand aus, und sie läßt mich ihre zerbrechliche Hand schütteln.

»Wie lange kommst du schon zu dieser Gruppe?« frage ich. »Seit ein paar Wochen.«

»Gefällt es dir?«

»Eigentlich nicht«, antwortet sie. »Aber ich muß

mitmachen; mein Arzt will es so.« Während wir uns unterhalten, stelle ich fest, daß sie mir sehr ähnlich ist. »Hast du auch das Gefühl, richtig fett zu sein und jedesmal, wenn du etwas ißt, egal wie wenig, ein Kilo zuzunehmen?« frage ich sie. »Ja«, antwortet sie. »Das Gefühl habe ich auch«, sage ich. »Aber du bist doch so mager!« ruft sie. »Wie kannst du das sagen?« antworte ich. »Verglichen mit dir bin ich doch kugelrund.«

»Nein, bist du nicht«, widerspricht sie. »Schau dich doch an, deine Hüftknochen kommen doch bald durch deine Hose. Und deine Arme sind wie Streichhölzer.« Der Neid in ihrer Stimme ist nicht zu überhören, und ich merke plötzlich, daß sie sich von mir genauso bedroht fühlt wie ich von ihr.

Wendy und ich freunden uns an. Sie besucht mich nach Feierabend. »Laß uns in die Cafeteria gehen und einen Kaffee trinken«, schlägt sie eines Tages vor. »Okay«, willige ich ein, und wir fahren mit dem Aufzug in die Cafeteria des Haupthauses, wo auch die Ärzte und Schwestern hingehen. Wir sitzen über unseren Cola Lights in der Raucherecke und plaudern. »Hat jemand von euch kürzlich den Film über Magersucht im Fernsehen gesehen?« fragt eine Stimme am Nebentisch, laut und deutlich. Ich schaue hinüber und sehe eine Gruppe Krankenschwestern, die zu uns herüberstarren. Ich drehe mich wieder um und konzentriere mich auf meine Cola. »Ich kann das nicht begreifen«, fährt die Stimme fort. »Die brauchen doch nur mal was Richtiges zu essen.« Die anderen am Tisch fangen an zu kichern. Ich sehe Wendy an, sie sieht mich an. »Ich fühle mich hier nicht wohl«, sage ich. »Ich auch nicht«, antwortet sie. »Laß uns verschwinden.« Wir werfen unsere Zigarettenstummel in die Coladosen, schieben unsere Stühle zurück und gehen.

Ich bearbeite Wendy. Die Krankenschwestern sind mir auf die Schliche gekommen, jetzt darf ich die Station nur noch in Begleitung verlassen. Ich habe keine Chance mehr, Abführtabletten zu kaufen. »Wendy, bitte. Du mußt mir helfen«, flehe ich und füttere das Münztelefon mit Geldstücken. »Du mußt mir heute abend 60 Senokot mitbringen.«

»Claire, das darf ich nicht«, antwortet Wendy unsicher. »Du weißt doch, wie man sich fühlt, wenn man keine Abführpillen kriegt«, jammere ich. Meine Freundin am anderen Ende der Leitung zaudert und zögert. Ich erhöhe den Druck. »Wendy hör zu«, sage ich, »wenn du mir kein Senokot besorgst, bringe ich mich wahrscheinlich um, weil ich es nicht mehr aushalte.« Die arme Wendy. Derart genötigt willigt sie ein, mir Tabletten mitzubringen. »Ich tue das nicht gern«, sagt sie später, als sie mir die Medikamente gibt. »Danke«, antworte ich. »Du hast mir das Leben gerettet.«

Es ist Samstag, und ich habe eine Sondererlaubnis, um mit meiner Cousine Jannine in die Stadt zu fahren und ihr mein Hochzeitskleid zu zeigen. Es ist nicht wirklich meins, denn das ist immer noch in der Schneiderei, sondern das Musterstück, das im Laden hängt. Ich bin so schwach, daß ich ganz wackelig auf den Beinen bin und es kaum schaffe, die Kleider auf dem Ständer hin und her zu schieben. Aus den Augenwinkeln sehe ich, daß die Verkäuferinnen mich entsetzt anstarren. Das überrascht mich nicht, denn ich sehe ziemlich übel aus: Ich habe mich nicht geschminkt, und meine Haare sind eine Katastrophe. »Da ist ja mein Kleid«, sage ich und versuche, den Bügel von der Stange zu nehmen. Er ist so schwer, daß Jannine mir helfen muß.

Später zerrt Jannine mich in eine Boutique. Sie besteht darauf, daß ich ein paar Kleider anprobiere. Ich suche mir ein rotes in Größe 40 aus. »Du hast doch im Leben nicht Größe 40!« ruft Jannine. »Hier ist eins in 34, guck mal«, sagt sie und hält mir das Kleid vor die Nase. »Siehst du denn nicht, daß dir auch Größe 34 noch viel zu weit ist?«

»Ja«, antworte ich, »vielleicht fällt es ja groß aus.«

Ab und zu bekomme ich einen kurzen Bezug zur Realität, und dann begreife ich, daß ich sehr krank bin und mir Herz- oder Nierenversagen drohen und ich möglicherweise in ein paar Jahren an Osteoporose erkranken werde – die Ärzte haben es mir oft genug gesagt. Dann begreife ich auch, daß ich essen muß, um ein normales Leben zu leben. Denn nur wenn ich esse, kriege ich wieder meine Periode und kann mit Andy Kinder bekommen. Und ich gebe mir Mühe, ich gebe mir wirklich Mühe zu essen. Aber jedesmal meldet sich diese dämonische Stimme in meinem Kopf, und sie ist so mächtig. »Du bist schlecht, du bist fett«, klingt es in meinen Ohren, und ich fühle mich aufgedunsen und habe ein schlechtes Gewissen. Ich gerate in Panik und stopfe Abführpillen in mich hinein oder stecke mir den Finger in den Hals, um dieses Gefühl und diese Stimme loszuwerden. Dann habe ich wieder ein schlechtes Gewissen: Ich gehe zu einer Krankenschwester und sage ihr, daß ich Tabletten genommen habe, gebe ihr das halbleere Röhrchen und bereue es sofort wieder.

Manchmal glaube ich, der Konflikt in meinem Kopf zersprengt mich.

»Wie geht es Ihnen?« fragt Lorna mich, als ich ihr eines Tages am Empfang in die Arme laufe. »Ich habe ein Pfund zugenommen«, erkläre ich, den Tränen nahe. »Ein Pfund ist doch gar nichts«, tröstet Lorna mich. »Und du bist wirklich sehr mager.«

»Nein, das bin ich nicht. Ich bin es nicht!« beharre ich. »Soll ich Ihnen mal meinen Bauch zeigen.« Ich zerre sie auf eine Damentoilette, hebe mein Oberteil und zeige ihr meinen Bauch. »Sehen Sie!« sage ich und fange beim Anblick meines abstoßenden Körpers im Spiegel endgültig an zu weinen. »Claire«, meint Lorna vorsichtig, »ich sehe nur Knochen. Schauen Sie sich Ihre Beckenknochen an«, sagt sie und berührt sie, »die kommen ja bald aus der Haut.«

»Aber ich fühle mich so elend«, jammere ich händeringend. »Ich weiß«, sagt Lorna leise und nimmt mich in die Arme. »Ich weiß.« Sie hält mich fest, bis ich keine Tränen mehr habe. Zwischen uns beginnt sich eine enge Verbindung anzubahnen.

»Mir ist egal, was sie sagen«, erkläre ich Andy. »Wir heiraten, und damit basta.« Dr. Pereira hat versucht, mich und Andy zu überreden, die Hochzeit zu verschieben. Aber ich will davon nichts hören. Wir sitzen in meinem Zimmer und stellen die Geschenkeliste zusammen. Wir studieren Kataloge, suchen uns verschiedene Dinge aus und planen unsere Zukunft. »Es geht mir wirklich bald besser, Andy«, sage ich. »Ich habe eine Idee«, meint Andy. »Du stehst doch so auf die *Carpenters.* Was hältst du davon, wenn wir ›We've Only Just Begun‹ als ersten Tanz nehmen?«

»Wirklich?« frage ich. »Darf ich das wirklich?« »Du darfst das wirklich«, sagt er lachend und küßt mich. Glücklich plaudernd entscheiden wir uns für einen Rasenmäher, ein Keksglas und einige Handtücher. »Wir brauchen eine Waage«, sage ich nebenbei. Andy starrt mich ungläubig an. »Na ja«, sage ich. »Es geht mir ja bald besser, und schließlich hat jeder eine Waage im Bad, oder nicht?« Andy nickt. Ich bin so überzeugend, daß ich beinahe selbst darauf reinfalle. »Weißt du was?« sage ich und dehne unser Glück noch ein bißchen weiter aus. »Vielleicht können wir uns ja sogar ein Fahrrad für deinen Fitneßraum wünschen.«

Siebzehntes Kapitel

Ich kann es kaum erwarten, hier rauszukommen. Ich habe die Nase voll von den reglementierten Mahlzeiten, der Langeweile, den endlosen Zigaretten. Zwischen 40 und 60 Zigaretten rauche ich am Tag; das beschäftigt mich ein bißchen und dämpft meine Hungergefühle. Ich habe ständig eine trockene Kehle, meine Kleider und meine Haare stinken nach Rauch, und meine Finger sind gelb von Nikotin. Die ganze Zeit bin ich ziemlich lethargisch; ich habe nicht mal mehr Lust, Klavier zu spielen. Das einzige, wozu ich Energie habe, ist darüber nachzudenken, wie ich zur Apotheke komme, um neue Abführmittel zu kaufen.

Ständig hänge ich Dr. Pereira in den Ohren: »Ich gehe. Ich entlasse mich selbst.« Er überredet mich, noch eine Woche zu bleiben. Mein Zielgewicht senkt er auf 52 Kilo – ich habe ihn davon überzeugt, daß 54 Kilo völlig unrealistisch sind –, und er sagt, er möchte gern, daß ich mindestens 50 Kilo wiege, bevor ich das Krankenhaus nächste Woche verlasse. Zu Hause muß ich einem strengen Ernährungsplan folgen, um weiter zuzunehmen.

»Viel Glück für Ihre Hochzeit«, wünscht Dr. Pereira mir. Es ist Dienstag, der 9. März. Ich habe mich bis zur Oberkante mit Cola Light vollgeschüttet und die Waage so bis auf 50,2 Kilo getrieben. Dr. Pereira entläßt mich nur widerwillig und erst, nachdem ich ihm verspreche, regelmäßig in seine Sprechstunde zu kommen, weiter zu Ruby ins Beacon House zu gehen und an Lornas Gruppe teilzunehmen. Er übergibt mir meinen Ernährungsplan, der sofort in den Papierkorb fliegt. Juchhu! Ich bin frei!

Es dauert noch etwas mehr als einen Monat bis zu unserer Hochzeit am 17. April. Ich arbeite wieder und bin damit beschäftigt, noch ein paar Dinge für den großen Tag zu organisieren. Die letzte Anprobe meines Hochzeitskleids findet statt – es paßt, Gott sei Dank. Ich suche Haarschmuck für mich aus und für meine Schwester Lisa und Kim Speight, die meine Brautjungfern sein werden.

»Kann ich etwas anderes haben?« frage ich, als der Koch zu meinen Eltern kommt, um die Menüfolge zu besprechen. Wir hatten uns eigentlich auf Hähnchen geeinigt, aber ich hätte gern etwa Einfacheres. »Können wir nicht Würstchen und Kartoffelpüree haben?« frage ich, und alle lachen. »Du bist die Braut«, sagt Mama und lächelt zufrieden. »Du kannst haben, was du willst.«

Zwei Wochen vor unserer Hochzeit verbringen Andy und ich wie üblich die Nacht von Freitag auf Samstag in unserem Haus. Wir haben uns ein nagelneues französisches Bett gekauft, und obwohl wir es nicht geplant haben, lieben wir uns zum ersten Mal. Es ist nicht besonders aufregend, aber ich bin erleichtert, daß ich es hinter mir habe. Jetzt verdirbt mir die Sorge um die Hochzeitsnacht wenigstens nicht mehr die Freude auf den großen Tag.

Samstags feiern wir Junggesellenabschied. Andy geht mit seinen Freunden zum Bowling; und er macht sich ernsthaft Sorgen, sie könnten ihm die Kleider klauen und ihn irgendwo nackt zurücklassen. Er denkt sogar darüber nach, nicht hinzugehen! Ich verbringe den Abend mit ein paar Freundinnen, Mama und Lisa. Vorher gehe in die Stadt und leiste mir ein schwarzes Spitzentop mit Flatterärmeln, das ich zu einer schwarzen Hose trage. Das Top ist durchsichtig, und man muß einen Büstenhalter darunter tragen. Für mich ist es ziemlich gewagt, aber mein Bauch ist flach, und meine Beckenknochen stechen hervor, außerdem kann ich meine Rippen sehen. Ich streiche mit den Fingern darüber: Ich fühle mich gut, ich fühle mich schlank.

Wir treffen uns im Pub *The Sugar Loaf* und gehen dann weiter in den Nachtclub *The Ritzy*. Claire McCann hat mir ein Kleid aus einem schwarzen Müllsack gebastelt und lauter obszöne Dinge daran geheftet – Kondome, kleine Hufeisen, Fotos von nackten Männern und aus der Boulevardpresse ausgeschnittene Schlagzeilen wie ›Frauen an die Spitze‹. Außerdem hat sie ein Stück weißes Netz an einem weißen Schlapphut befestigt und ihn über und über mit *Radio-Rental*-Stickern beklebt. Ich ziehe das Müllsack-Kleid und den Hut an und zwinge mich zum Lachen. Ich trinke nicht viel; und um Mitternacht möchte ich gern nach Hause gehen. »Du kannst doch nicht einfach verschwinden«, sagt Mama. »All deine Freundinnen sind hier!« Also tanze ich noch ein bißchen mit ihnen, dann gehe ich an jede der drei Bars, erzähle, »Heute ist mein Junggesellinnenabschied« und kriege drei Flaschen Sekt geschenkt. Zu Mamas Erstaunen kommt ein junger Mann auf sie zu und fordert sie zum Tanzen auf. »Nein, danke«, sagt sie steif, und als er sich verzieht, lachen wir alle.

Flatter, flatter, flatter; die Hochzeit ist erst um drei Uhr nachmittags, und alle flattern vor Aufregung durcheinander. Die Musiker haben angerufen – sie befürchten, daß es im Pfarrsaal nicht genügend Stromanschlüsse für ihre Instrumente gibt. Panik! Wir sorgen uns alle um den Trauzeugen. Gestern zur Generalprobe ist er nicht in der Kirche erschienen – Andy hat ihn später beim Angeln am Kanal angetroffen! Wird er heute pünktlich kommen – und wenn, denkt er auch an die Ringe? Ich bin ein einziges Nervenbündel und fühle mich überhaupt nicht nach Essen; trotzdem stopfe ich mir ein paar Stücke Toast in den Mund, um Mama glücklich zu machen.

Lisa dreht gerade Lockenwickler in meine Haare, als es an der Tür klingelt. Mama kommt mit einer roten Rose die Treppe hinauf. »Bis gleich um drei – in Liebe,

Dein zukünftiger Ehemann« steht auf der Karte. Ich bin sprachlos vor Glück.

Die Blumensträuße werden geliefert. Sie sind alle in Pfirsich- und Cremetönen gehalten und mit grünen Seidenschleifen geschmückt, passend zu den Kleidern der Brautjungfern. Kim kommt, und die Friseuse trifft ein. Sie steckt mir das Haar hoch und befestigt den Haarschmuck aus Seidenblumen. Ich schminke mich und haste herum; mein Hochzeitsgesicht und die Frisur passen so gar nicht zu den Jeans und dem T-Shirt, aber ich will mich erst ganz zum Schluß umziehen.

Zum Ankleiden benutze in das Zimmer, das ich früher einmal mit Lisa geteilt habe, weil da am meisten Platz ist. Ich schlüpfe in den Spitzenunterrock, der genau zum Kleid paßt. Der kurze Blick, den Kim und Lisa tauschen, als sie meine Rippenknochen sehen, entgeht mir nicht. Ich ziehe ein paar halterlose Strümpfe an, die aber nicht halten, weil meine Beine so dünn sind, deshalb muß ich zusätzlich einen Strapsgürtel anziehen. ›Etwas Geliehenes‹ sind eine Perlenkette und Ohrringe von meiner Kollegin Andrea. Meinen Verlobungsring ordne ich unter ›etwas Altes‹ ein, das Kleid ist ›etwas Neues‹, und meine blauen Strapse sind ›etwas Blaues‹. »Du siehst absolut bezaubernd aus«, sagt Mama mit einem stolzen Lächeln im Gesicht.

Dann läuft alles automatisch. Papa bürstet ein paar Hundehaare von seinem Frack, und Mama setzt sich den pfirsichfarbenen Hut auf, der zu ihrem Kleid paßt. Der Fotograf erscheint, Tante Pat und Onkel Sid kommen, und Onkel Sid fängt sofort an, mit seiner Videokamera zu filmen. »Vergiß nicht, die Verschlußkappe von der Linse zu nehmen«, meint Papa lachend. Der Oldtimer-Austin fährt vor, ihm entsteigt der Chauffeur in grauer Livree.

Das Haus leert sich allmählich, als Mama und die Brautjungfern zur Kirche gehen. »Jetzt bleiben nur noch du und ich, Süße«, sagt Papa und nimmt meinen Arm. »Hör auf, sonst muß ich heulen«, sag ich und zittere in meinem riesigen Kleid. Es ist ein schöner Tag, aber ziemlich kühl. Ein paar Nachbarn stehen auf der Straße und bestaunen unseren Auftritt. »Sieht sie nicht entzückend aus?« sagen sie. »Viel Glück!« rufen sie dann. »Jetzt geht es los«, denke ich bei mir, als der Fotograf drauflosknipst.

Papa hat eine Menge Geld für das Auto bezahlt, deshalb fahren wir nicht direkt zur Kirche, sondern erst am Pub *The Favourite* und weiter an der Kirche vorbei, dann an meiner alten Schule, *Lealands High*. Wir fahren bis zum *Sundon Park*, um den Kreisel herum, dann geht es zurück. Wir kommen an Großmutter und Großvaters Haus vorbei, aber es kommt mir nicht mal in den Sinn, hinzuschauen.

Als wir vor der Kirche vorfahren, erwarten uns die Brautjungfern und der Fotograf auf dem Vorplatz. Der Fotograf möchte fotografieren, wie Papa mir aus dem kastanienbraunen Wagen hilft. Also machen wir ganz langsam und posieren. Lisa muß ständig in die Kirche laufen, um sich aufzuwärmen, aber Kim hilft mir, den Schleier zu ordnen. Papa und ich schreiten zur Kirchentür, und ein paar Verspätete schlüpfen schnell vor uns hinein. Ein flüsterndes »Da ist sie, da ist sie« geht durch die Reihen, als Papa und ich durch die Tür kommen. Ich höre weder die Musik, noch sehe ich die Hochzeitsgäste. »Haben sie tatsächlich den Hochzeitsmarsch gespielt«, erkundige ich mich später.

»Wow«, raunt Andy, als ich näherkomme. Pater Denis spricht ein paar Worte, dann gehen wir zusammen die Stufen zum Altar hinauf, wo Andy und ich jeder eine Kerze anzünden. Meine Hände zittern, und Andy nimmt meinen Arm und führt ihn an die Kerze. Dann knien wir nieder. Richard hat an die Ringe gedacht, dem Himmel sei Dank!

Trunken vor Glück stolzieren wir durch das Kirchenschiff. Die Glocken beginnen zu läuten, und es fängt an zu regnen. Wir schreiten aus der Kirchentür, und zu meinem Erstaunen registriere ich Tropfen auf meinem Kleid. »Es regnet, Gott segnet, die Erde wird naß.« Ist es das, was sie sagen wollen?

Der Fotograf nimmt seine Aufgabe ernst. Stundenlang, so scheint es, müssen wir uns immer wieder neu fürs Foto aufstellen. Erst die Familie der Braut, dann die des Bräutigams, dann die Brautjungfern, dann wir, wie wir ins Auto steigen. Ach ja – beinahe hätte ich die Freundin des Fotografen vergessen! Mama hat Angst, das Essen könnte kalt werden, und die Gäste werden unruhig. Mindestens eine meiner Freundinnen – Claire McCann – ist schon in den Pub gegangen! »Lächeln, lächeln«, befiehlt der Fotograf. Mein Mund ist vom ständigen Lächeln schon ganz verkrampft, und ich spüre kaum, wie Großmutter mir ein silbernes Plastikhufeisen an einem weißen Band übers Handgelenk streift.

»Kann ich bitte noch etwas haben?« frage ich einen

der Ober. Papa und Andy, die neben mir am Kopf des Tisches sitzen, tauschen einen Blick. »Tja«, sage ich lachend, »ab jetzt beginnt ein neues Leben!« Und ich meine es wirklich, wirklich ernst. Nach den Reden und den Toasts helfen alle, die Tische für die Band und die Disco auf Seite zu schieben. Meine Eltern atmen erleichtert auf, als sie sehen, daß die Band ihre Stromprobleme in den Griff bekommen hat und anfängt, ihre Instrumente zu stimmen.

Die Band ist ein Knaller. Mama und Papa haben sie einmal in Milton Keynes erlebt und zahlen ihnen 240 DM in der Stunde, aber das sind sie wirklich wert. Sie nennen sich die *Itsy Bitsy Showband*, und sie singen nicht nur, sondern lockern ihr Programm mit ein paar witzigen Einlagen auf. »Als nächstes folgen Impressionen von Roy Orbison«, verkündet der Sänger. Dann legt er sich mit vor der Brust gekreuzten Armen auf den Boden. Alle lachen sich halbtot. Anschließend knöpfen sie sich Jan vor, meine ehemalige Chefin bei *Radio Rentals*, und machen ein paar Witze über ihren großen Busen. Sie findet das toll, und wir sind alle bester Laune.

Dann legt die Disco los mit dem ersten Stück ›We've Only Just Begun‹. Die Lichter gehen aus, und Andy führt mich auf die Tanzfläche und legt den Arm um mich. Alle machen ihre Feuerzeuge an, und wir schauen in ein Meer schwebender Lichter. Ich fühle mich, als sei ich gestorben und auf dem Weg in den Himmel.

»Sie sehen zu jung aus, um zu heiraten«, findet die Taxifahrerin, die uns nach dem Fest in unser neues Heim fährt. »Wie alt sind Sie?«

»22«, antworte ich. »Ich dachte, Sie wären erst 16 oder 17«, sagt sie.

Als Andy und ich aus dem Taxi steigen, erregen wir die Aufmerksamkeit vieler Leute, die um diese Zeit vom Pub nach Hause gehen. Ich trage noch immer mein Hochzeitskleid und Andy seinen Frack; als er mich hochhebt und über die Schwelle trägt, applaudieren die Leute auf der Straße. Lachend setzt er mich aufs Sofa; ich streife meine Pumps ab und lasse mich nach hinten fallen. Ich schüttele Konfetti aus meinem Kleid und meinen Haaren; es fliegt über den ganzen Teppich. Andy kommt mit zwei Tassen Tee aus der Küche, und ich greife nach einer Zigarette. Ich habe während der ganzen Feier nicht geraucht, weil ich das in meinem feinen Kleid unpassend fand. Wir reden über den tollen Tag, den wir hatten; dann gehen wir erschöpft ins Bett.

Catherina und Daffy sind so nett und bringen uns am nächsten Morgen das Frühstück. »Das war die schönste Hochzeit, auf der wir je waren«, rufen sie, als sie mit frischen Brötchen, Speck und Eiern vor der Tür stehen. Später bin ich mit Catherina allein in der Küche. »Geht es dir besser?« fragt sie leise. »Ja«, antworte ich. »Sieht man das nicht?«

»Nein«, sagt sie. »Deine Beine sehen aus wie Streichhölzer.«

Aber ich fühle mich trotzdem besser. Wir sind so gut wie in den Flitterwochen, und ich habe Abführmittel ganz bewußt nicht auf meine Packliste geschrieben. Schließlich soll ja nun ein neues Leben beginnen. Wir fliegen nach Marbella, wo wir in der Wohnung einer Kollegin von Andys Mutter wohnen. »Du errätst nie, wer hinter uns steht«, flüstert Andy, als wir auf dem Flughafen in der Warteschlange stehen. »Wer denn?« frage ich und drehe mich um. Es ist das schwarzhaarige Mädchen, das in meiner Lieblings-Seifenoper *Eldorado* die Gerry spielt. Die, die immer diese Arbeitshosen trägt und mit dem schwulen Typen Freddy herumläuft. Sie sieht genau so aus wie im Fernsehen. »Sind Sie diejenige, von der ich glaube, daß Sie es sind?« frage ich sie. »Kommt drauf an, was Sie glauben«, antwortet sie lachend. »Ich finde Ihre Filme toll«, sage ich. »Schade, daß die Serie bald zu Ende geht.« Wir plaudern ein paar Minuten. Sie ist unterwegs zu Filmaufnahmen für *Eldorado*. »Damit sind deine Flitterwochen ja gerettet, was?« meint Andy, als ›Gerry‹ fortgeht, um sich eine Cola zu kaufen. »Ja«, antworte ich und lache. »Wenn es ein T-Shirt gäbe mit der Aufschrift ›Ich liebe *Eldorado*‹, würde ich es mir sofort kaufen.«

Unser Appartement ist ein Traum: Marmorfußböden, ein Balkon, ein Swimmingpool und ein herrlicher Blick auf die Berge. Es ist sehr heiß, und als wir an unserem ersten Abend zum Essen gehen, habe ich bereits einen kleinen Sonnenbrand auf der Nase und auf den Wangen. Ich bin sehr glücklich. Ich esse so ziemlich alles, worauf ich Lust habe. »Was soll's, schließlich bin ich in Ferien«, sage ich mir. Aber das Essen ist ziemlich fettig, und es gibt fast immer Pommes frites dazu, so daß ich ab und zu etwas nervös werde. Doch alles in allem verleben wir eine tolle Zeit. Andy und ich sprechen nicht über meine Krankheit; wir konzentrieren uns darauf, unsere Ferien zu genießen.

Wir haben die ganze Zeit Sex. Er reibt meinen Rükken mit Sonnencreme ein. Ich sehe ihn an, er sieht mich an, dann müssen wir hineingehen. Es ist vier Uhr nachmittags, als es plötzlich klingelt. »Die Avon-Beraterin«, witzele ich. »Es ist deine Mutter«, sagt Andy. »Es ist deine Mutter«, antworte ich. »Na und, wir sind jetzt verheiratet!« sagen wir beide und lachen. »Wer immer es ist, wird schon wieder gehen«, meint Andy, aber im nächsten Augenblick dreht sich ein Schlüssel im Schloß, die Tür öffnet sich, und ein spanisches Zimmermädchen sieht uns bei der Liebe zu. Verlegen krieche ich unter die Decke, und Andy schnappt sich ein Handtuch und stammelt: »Eh, wir sind im Moment beschäftigt.« Die Frau macht ein entgeistertes Gesicht. »Oh oh!« ruft sie, dann dreht sie sich auf dem Absatz um und flüchtet aus der Tür.

Von unserem Balkon aus kann man direkt auf einen Reitstall sehen. »Ich gehe mit dir reiten«, sage ich zu Andy und buche zwei Stunden für uns. Ich hatte zwar nie Reitstunden, bin aber schon ausgeritten und weiß, was man tun muß. Andy hat noch nie auf einem Pferd gesessen, doch ich gehe davon aus, daß sich schon jemand um ihn kümmern wird. Falsch. Aus Versehen habe ich zwei Stunden für erfahrene Reiter gebucht, und zu allem Überfluß bekommt Andy auch noch einen riesigen Hengst. Wir reiten in die Berge hinauf. »Wenn Sie möchten, können Sie jetzt galoppieren«, sagt unser Führer. Ich lege los. »Scheidung!« brüllt Andy, als sein Pferd meinem folgt und ebenfalls zu galoppieren beginnt. Ich drehe mich um und sehe, wie er sich an die Mähne klammert und der Sattel unter ihm hin- und herrutscht. Der Führer stoppt die Gruppe, und als wir anhalten, bleibt Gott sei Dank auch Andys Pferd stehen. Ich kann mich kaum halten vor Lachen. »Ich hatte vielleicht eine Angst«, gesteht Andy, »ich habe meine eigenen Haare in die Mähne des Gauls geflochten, damit ich mehr zum Festhalten hatte!«

Eine Woche später sind die Flitterwochen vorbei. Es ist Sonntag nachmittag, und wir sind alle bei Mama und Papa – Lisa, Michael und seine Freundin Elaine, Kim und ihr Freund Ronnie. Andy und ich packen die Hochzeitsgeschenke aus, und alle sehen gespannt zu. Wir bekommen eine große Tagesdecke und etwas Geld von Großmutter und eine Uhr von Andys Arbeitskollegen. Ich nehme ein viereckiges Geschenk in die Hand und fange an, das Papier aufzureißen. Es ist eine elektronische Personenwaage. Als ich sehe, daß Kim Ronnie einen Seitenblick zuwirft, stelle ich die Waage schnell zur Seite und nehme mir das nächste Päckchen vor. Später fahren Andy und ich mit dem Kofferraum voller Geschenke nach Hause. Irgendwo dahinten liegt die Waage – eine tickende Zeitbombe, die nur darauf wartet, hochzugehen.

Wir tragen die ganzen Geschenke in unser Wohnzimmer, und Andy geht in die Küche, um Tee zu kochen. Schnell wie der Blitz schnappe ich die Waage und stelle sie auf den Fußboden. Geräuschlos steige ich hinauf. Die rote Leuchtziffer flackert und zeigt dann an: 55 Kilo! »Das ertrage ich nicht«, denke ich entsetzt. »Ich ertrage es nicht, so dick zu sein!«

Achtzehntes Kapitel

Ich faste jetzt richtig. Frühstück und Abendessen lasse ich aus und esse nur abends etwas. Für Andy bereite ich eine Folienkartoffel, Salat und Hähnchen, esse aber selbst nur eine Folienkartoffel mit Salat. Am Ende der Woche habe ich drei Kilo abgenommen. Ich fühle mich leichter, beweglicher, glücklicher – zufrieden. »Ich werde noch drei Kilo abnehmen«, nehme ich mir vor.

Einige Wochen später bin ich unterwegs, um die Bankgeschäfte für *Radio Rentals* zu erledigen. Ich komme am Drogeriemarkt vorbei. »Ich könnte mir ein paar Abführpillen kaufen«, schießt es mir durch den Kopf. »Nein, Claire«, ermahne ich mich selbst, »du willst da nicht wieder reingeraten.« Ich bin gerade dabei, mein um 2.100 DM überzogenes Konto auszugleichen, das ich meinen früheren Tablettenkäufen zu verdanken habe. Aber ich kann mich nicht stoppen. Im Grunde weiß ich genau, daß das, was ich tue, falsch ist. Doch der Wunsch, abzunehmen, ist übermächtig. Es klingt verrückt, aber Hungern und Tablettenschlucken bedeutet für mich weniger Streß als Essen und Dicksein. Ich gehe hinein und kaufe 60 *Dulcolax*. Noch am selben Abend nehme ich zehn Tabletten und fühle mich am nächsten Tag erbärmlich. Zehn *Dulcolax* scheinen auf mich dieselbe Wirkung zu haben wie 40 oder 50 *Senokot*. Das Problem ist, daß sich mein Körper daran gewöhnt. Ich erhöhe die Dosis auf 20 *Dulcolax* pro Tag, dann werden es 30, 40, 50, 60 pro Tag. Es kostet mich ein Vermögen, aber ich kann nichts dagegen tun.

Ich habe keine Lust mehr auf Cola Light, deshalb gehe ich in ein Reformhaus, um zu sehen, was es sonst an kalorienarmen Getränken gibt. Aha, eine Limonade mit einer Kalorie pro Dose. Ich genehmige mir eine Dose am Tag. Außerdem trinke ich Tee und Kaffee – mit zwei Stücken Süßstoff und ohne Milch. »Guck mal, deine Arme sind ganz blau, außerdem fühlst du dich eiskalt an«, sagt Andrea bei der Arbeit.

»Ich habe dir einen Schokoriegel gekauft«, meint Maureen. »Ich will ihn nicht«, antworte ich. »Nimm wenigstens einen halben oder ein kleines Stück.« Maureen redet mit Engelszungen auf mich ein. »Komm schon.«

»Okay, ich nehme ein winziges Stück«, willige ich ein. Ich *möchte* den Schokoriegel. Ich verhungere, und das ganz wörtlich. Der Hunger quält mich tags und nachts. Maureen erlaubt mir, etwas über meine Lippen kommen zu lassen; sie sagt, ich verdiene es. Inzwischen finde ich es schwierig, etwas für mich selbst zu kaufen – nicht nur Nahrung, auch Kleidung, Schallplatten, sogar eine Zeitung. Ich habe nicht das Gefühl, irgend etwas Schönes zu verdienen. Das einzige, was ich mir kaufe, sind Abführtabletten und Zigaretten – aber das ist okay, die sind ja schlecht für mich.

Langsam packe ich den Schokoriegel aus und breche ein kleines Stückchen ab. Ich knabbere daran herum und lutsche den Schokoladenüberzug ab. Erst dann esse ich die Waffelfüllung. Maureen kauft mir auch Rosinenbrötchen – sie weiß, daß ich die liebe. Einmal erwischt sie mich, als ich mir Stücke des Rosinenbrötchens in den Ärmel schiebe. »Claire«, sagt sie ernst, »der einzige Mensch, dem du damit schadest, bist du selbst.« Um mich gebe ich nichts, aber ich hasse es, den anderen weh zu tun, Maureen, Andy, Mama und Papa. Ich wünschte, sie würden sich nicht um mich kümmern, weil ich es nicht ertragen kann, daß sie sich Sorgen machen. Ich fange an, ihnen vorzutäuschen, ich sei okay, ich sei normal.

»Es geht mir gut«, sage ich und setze ein strahlendes Gesicht auf. »Gestern abend habe ich Andy und mir dieses tolle Nudelgericht gekocht«, erzähle ich Maureen und Andrea, und mache sie glauben, ich hätte davon gegessen. Ich backe für Andy – Apfelkuchen, Plätzchen, Nußecken – und bringe den Mädchen etwas davon mit. »Ich möchte keine. Ich kann keine Nußecken mehr sehen. Ich habe mich gestern daran überfressen«, lüge ich. Ich arbeite mehr als zuvor. Wenn Staub gesaugt werden muß, melde ich mich sofort. Wenn ein neues Display aufgebaut werden muß, sage ich: »Laßt nur, ich mache das schon.« Wenn jemand zur Bank gehen muß: »Kein Problem, ich erledige das.« Ich muß beweisen, daß alles in Ordnung ist, muß verhindern, daß sie mir Vorwürfe machen. Und je mehr ich tue, desto mehr Kalorien verbrenne ich.

Es ist anstrengend, so zu tun, als sei ich normal. Im Geschäft halte ich die Scharade aufrecht, aber sobald ich zu Hause bin, fällt meine Maske. Ich bin müde und erschöpft, und wenn ich etwas zusätzlich gegessen habe, fühle ich mich dick und unbeweglich. »Sehe ich dick aus?«

»Sehe ich dicker aus als bei unserer Hochzeit?« Ständig rede ich von meinem Gewicht. »Nein, du siehst nicht dick aus«, antwortet Andy geduldig und fügt hinzu. »Du könntest ruhig ein bißchen zunehmen.« Aber ich glaube ihm nicht; ich bin sicher, er sagt das nur.

»Laß dir diesmal helfen«, meint Andy und läßt mich vor der Klinik aussteigen, damit ich zu Lornas Selbsthilfegruppe gehen kann. Wir streiten uns, und unser Liebesleben hat rapide nachgelassen. Ich kann kaum noch laufen, geschweige denn mit Andy schlafen. Ich trage Jeans in Größe 34, die mir bis auf die Hüften rutschen. Meine Haare sind trocken, stumpf und fallen aus; ein flaumiges Fell überzieht meinen Bauch und meine Wirbelsäule – der Versuch meines Körpers, sich zu wärmen. Keine Schminke der Welt kann meine blasse, fleckige Haut und die dunklen Schatten unter meinen Augen verdecken. Ich kann meine Achselhöhlen nicht mehr rasieren, weil das Fleisch sich in den Knochen zurückgezogen hat.

Ich bin derartig ausgehungert, daß ich alle zwei Wochen einen ungeheuren Freßanfall habe, normalerweise an meinem freien Tag. Ich esse das gesamte Mittelstück unserer Hochzeitstorte, das Andy und ich eigentlich für die Taufe unseres ersten Kindes aufheben wollten. In dem Augenblick, als ich das Stückchen Zuckerguß auf meiner Zunge schmecke, ist die gesamte Kuchenschachtel auch schon leer, und ich krieche stöhnend auf dem Boden herum wie ein gestrandeter Wal. Sonntags gehe ich zum Aerobic-Kurs; es kostet mich das letzte Fünkchen Energie und Willenskraft, daran teilzunehmen, und wenn ich wieder nach Hause komme, zittere ich vor Erschöpfung. Andy geht gewöhnlich sonntags zum Mittagessen zu seiner Mutter, und während er fort ist, stürze ich mich auf die Keksdose. Ich stopfe mir die Kekse in den Mund und kaue sie, genieße den süßen Geschmack. Anstatt sie dann herunterzuschlucken, spucke ich die klebrige Masse in ein Küchentuch und werfe sie weg.

»Claire, Sie sehen so krank aus«, sagt Lorna leise. Ich bin die einzige, die heute zur Selbsthilfegruppe gekommen ist. »Es geht mir gut«, antworte ich roboterhaft. »Sie sehen aber nicht gut aus«, stellt sie fest und fügt hinzu: »Sie sagen nur deshalb, es gehe Ihnen gut, weil Sie sich nicht eingestehen wollen, ein Problem zu haben, denn dann müßten Sie etwas dagegen unternehmen.«

»Es geht mir gut«, wiederhole ich. »Wieviel wiegen Sie?« will Lorna wissen. »49 oder 50 Kilo«, antworte ich. »Sie wiegen viel weniger, das wissen Sie genau. Ich schätze, Sie sind jetzt bei 42. Darf ich Sie mal wiegen?« Erschrocken springe ich von meinem Stuhl auf. »Ist schon gut, Claire«, seufzt Lorna. »Setzen Sie sich wieder. Ich werde Sie nicht wiegen.« Sie sieht mich noch eine Weile an, dann fragt sie: »Wie weit würden Sie sich ausziehen, damit ich ein Foto von Ihnen machen kann?«

»Sie haben doch nicht etwa eine Kamera in meiner Nähe«, antworte ich entgeistert. Ich bin zu fett, zu abstoßend, um fotografiert zu werden. Außerdem beweisen Fotos, daß ich existiere – und ich will verschwinden.

»Sie halten Ihre Verabredungen mit Ruby nicht ein, und alle machen sich Sorgen um Sie, Claire«, fährt Lorna fort. »Mir fehlt aber nichts. Wieso könnt ihr mich nicht alle in Ruhe lassen?« brause ich auf. »Die Ärzte haben bald keine andere Möglichkeit mehr; man wird Sie zwangsweise ins Krankenhaus schicken«, erklärt Lorna. »Und das ist keine leere Drohung. Sie *werden* kommen und Sie holen, da können Sie sich noch so wehren.«

»Es geht mir gut«, wiederhole ich monoton. Ich habe

Angst, ins Krankenhaus zu kommen. Mein Leben würde endgültig in die Hand des Feindes fallen, und nicht einmal meine Familie hätte noch zu bestimmen, was mit mir geschieht. Ich würde gegen meinen Willen ins Krankenhaus gezwungen, gezwungen, sechs Monate zu bleiben, gezwungen, mich Behandlungen zu unterziehen, gezwungen, dick zu werden. »Claire, wenn wir uns nicht um Sie kümmern würden, hätten wir unseren Job verfehlt«, sagt Lorna eindringlich. »Kümmern Sie sich nicht«, schnappe ich. »Ich habe Sie schließlich nicht darum gebeten.«

»Sieh doch nur, in welchem Zustand du bist«, sagt Lisa. »Du brauchst Hilfe«, sagt Michael. »Du bist völlig abgemagert«, sagt Andy. »Um Himmels willen, Claire! Wir kommen nicht mehr zurecht damit«, fleht Mama. Meine Mutter, Michael und Lisa sitzen nebeneinander auf dem Sofa; Andy hockt auf der Armlehne. Ich sitze ihnen gegenüber im Sessel und starre sie unverwandt an. »Mir fehlt nichts«, antworte ich mit leiser Stimme. Innerlich schreie ich. »Haut ab und laßt mich in Ruhe!«

»Du siehst katastrophal aus«, meint Michael. Das reicht, ich werde nicht länger hinhören. »Bitte, geh ins Krankenhaus«, bittet Mama. Ich verliere die Geduld. »Im Februar wolltest du nicht, daß ich dort hingehe, und du hattest recht, oder? Sie haben mir nicht geholfen. Deshalb gehe ich jetzt auch nicht hin!« Türeknallend renne ich aus dem Zimmer.

Ich stehe auf der elektronischen Waage im Drogeriemarkt. Diesmal habe ich wirklich gefastet. Es gab eine Dose kalorienreduzierte Limonade zum Mittagessen und eine Scheibe Käse zum Abendessen. Ich schaue auf die Waage. 35 Kilo. »Ich kann mich noch daran erinnern, daß ich auch mal so eine hübsche, schlanke Figur hatte wie Sie«, sagt eine vorbeikommende Frau lächelnd. Das kann doch nicht wahr sein! Da sagt man mir, ich müßte zwangsweise ins Krankenhaus, und dabei ist mit mir alles in Ordnung. Diese Frau ist der Beweis – sie kennt mich nicht und findet, ich hätte eine hübsche Figur!

»Sie Lügnerin!« stürze ich mich auf Lorna, als ich ihr am nächsten Abend in der Selbsthilfegruppe begegne. »Beruhigen Sie sich, Claire«, antwortet sie. »Beruhigen Sie sich und erklären Sie mir, was los ist.«

»Wie konnten Sie mir das antun?« schreie ich. »Was denn?« Lorna sieht zu, wie ich aufgeregt durch den Raum marschiere. Ich erzähle ihr die Geschichte von der Frau im Drogeriemarkt. »Wenn die Frau Sie von nahem gesehen hätte, hätte sie sicher erkannt, daß Sie sehr krank sind«, antwortet Lorna ruhig. Ich nehme einen Briefbeschwerer aus Stein vom Tisch und werfe ihn zwischen meinen Händen hin und her, während ich ihr zuhöre. »Wollen Sie mir den gleich an den Kopf werfen?« fragt sie und macht plötzlich ein erschrockenes Gesicht. »Nein«, antworte ich lächelnd und lege den Briefbeschwerer weg.

Ich werde Lorna nicht weh tun, denn ich spüre, daß sie der erste Mensch ist, der durch meinen Körper hindurchsehen und den traurigen Menschen darin erkennen kann. Sie hört mir zu, wenn ich reden muß, sie gibt mir Ratschläge, wenn ich Ratschläge brauche, sie umarmt mich, wenn ich Zuwendung nötig habe, und reicht mir ein Taschentuch, wenn ich weinen muß. Sie verbringt Stunden mit mir. »Ich weiß, daß Essen Ihnen angst macht«, erklärt sie. »Aber Sie verdienen etwas zu essen, und Ihr Körper braucht Nahrung.« Sie gibt nie auf. Viele fallen auf mich herein, doch sie durchschaut mich. »Ich weiß, daß Sie die Waage betrügen, Claire«, sagt sie klar und deutlich. »Sie schaden sich damit nur selbst.« Und wenn ich antworte, »Das ist mir egal«, sagt sie: »Mir aber nicht.« Sie arbeitet und arbeitet daran, mein Selbstwertgefühl zu steigern und mir meine guten Seiten zu zeigen, auch wenn ich selbst keine erkenne.

»Entweder Sie sind um 15 Uhr in der Klinik, oder wir kommen Sie holen«, sagt Ruby am Telefon. »Ich habe im Geschäft zu tun«, erwidere ich. »Sie haben nichts zu tun«, widerspricht Ruby. »Ich habe mit Ihrer Chefin gesprochen, und sie hat nichts dagegen, daß Sie zu uns kommen.«

»Was fällt Ihnen ein?« brause ich auf. »Wie können Sie mit Maureen über mich zu reden?«

»Claire«, fährt Ruby fort, »es ist wichtig, daß wir Sie sehen. Sie kommen entweder bis 15 Uhr in die Klinik, oder wir holen Sie ab. Sie haben die Wahl.« Ich knalle den Hörer auf die Gabel. »Ich bin kurz weg«, sage ich und sehe Maureen an.

»Wendy«, schießt es mir durch den Kopf, als ich den Laden verlasse. »Sie wird mir helfen.« Ich renne zu dem Gebäude, in dem Wendy arbeitet. Ich stoße die Doppeltüren auf, laufe den Flur entlang, hämmere an jede Tür. »Wendy!« brülle ich. »Beruhigen Sie sich«, sagt eine Frau, die aus einem der Büros gelaufen kommt. »Wir werden sie schon finden.« Wendy kommt aus ihrem Zimmer geeilt und führt mich aus dem Gebäude.

»Claire, was ist los?«

»Du mußt mich verstecken, Wendy. Sie kommen mich holen«, keuche ich. »Setz dich.« Wendy zeigt auf eine Bank. »Jetzt rauch erst mal eine.« Sie drückt mich auf die Bank und zündet mir eine Zigarette an. »Claire«, sagt sie dann, »du siehst furchtbar aus. Schau nur, deine Kleider hängen ja richtig an dir. Du bist nur noch Haut und Knochen. Du bist sehr, sehr krank, und ich glaube, du wirst sterben. Bitte geh ins Krankenhaus. Laß sie nicht kommen und dich holen, damit würdest du nicht fertig.«

»Nein«, antworte ich verzweifelt, »ich renne weg.«

»Claire«, wiederholt Wendy eindringlich. »Das kannst du nicht. Sie werden dir die Polizei auf den Hals hetzen.«

Ich gehe – nicht ins Krankenhaus, sondern nach Hause. Ich setze mich auf die Treppe und rauche eine Zigarette nach der anderen. Alle möglichen Gedanken gehen mir durch den Kopf – der Gedanke wegzulaufen oder nach Irland zu flüchten. Aber ich stecke bis zum Hals in Schulden und habe nicht genug Geld. »Dingdong!« Ich erstarre. Da sind sie! Ich kann einen Schatten an der Tür erkennen. »Dingdong.« Ich höre mein Herz schlagen, ganz laut. Sicher hören sie es auch. »Klopf, klopf, klopf.« Jetzt hämmern sie an die Tür. »Bitte geht weg, bitte geht weg«, denke ich verzweifelt. Und sie gehen; ich höre Schritte, die sich entfernen. Ich krieche zur Wohnzimmertür und kann sie durchs Fenster sehen: Eine Frau mit einer Aktentasche steigt in ein Auto mit der Aufschrift ›Ärztin‹.

Ich rase die Treppe hinauf und beginne zu packen. Ich weiß nicht, wofür ich packen soll; ich weiß nicht, was ich tun soll. Ich höre Andys Schlüssel in der Tür; gleichzeitig klingelt das Telefon. Er kommt herein, geht ans Telefon, und ich höre ihn sagen: »Ich werde mit ihr reden.« Offensichtlich ist es Ruby. Langsam gehe ich hinunter und mache Andy ein Zeichen. »Bitte nicht jetzt. Sag ihr, ich komme am Freitag.«

»Kann Claire übermorgen kommen, Ruby?« fragt Andy. »Okay«, antwortet Ruby, und ich atme erleichtert auf.

Es ist Freitag – ich habe Abführtabletten unter dem Futter meiner Reisetasche versteckt und meine Sachen darauf gepackt. Ruby holt mich ab und fährt mich zur Faringdon-Klinik. Dort bringt sie mich in eines der Aufnahmezimmer von Station 17. »Warten Sie hier, Claire«, sagt sie. »Ich gehe nur schnell und hole Ihre Akten.«

»Eins, zwei, drei ...« Ich zähle bis zehn, schnappe meine Tasche und renne um mein Leben. Als ich durch die Doppeltür auf den Flur stürme, höre ich jemand rufen: »Haltet sie!« Ich schaue über meine Schulter, und eine Sekunde später halten mich zwei Pfleger fest. »Laßt mich los!« brülle ich, lasse meine Tasche fallen und wedle heftig mit den Armen.

Ich sitze wieder im Aufnahmezimmer mit Ruby und Schwester Editha. »Hallo, Claire.« Dr. Pinto kommt herein. »Hallo«, zische ich böse. »Ich glaube nicht, daß Sie im Augenblick fortlaufen sollten«, sagt er. »Sie können mich hier nicht festhalten«, schnappe ich. »Mir fehlt nichts. Lassen Sie mich gefälligst gehen.«

»Bleiben Sie aus eigenem Willen im Krankenhaus

oder nicht?« will Dr. Pinto wissen. »Nein!« antworte ich rasch. »Es geht mir gut. Sie verschwenden Ihre Zeit. Ich bin nicht krank. Ich esse und nehme zu.« »Was wiegen Sie im Moment, Claire?« fragt Dr. Pinto. »47 Kilo«, antworte ich trotzig. »Okay, Editha, würden Sie Claire bitte wiegen? Ich bin in einer Sekunde zurück.« Mit einiger Zuversicht steige ich auf die Waage – ich habe heute morgen den Trinktrick angewandt, es müßte also gut gehen. Tatsächlich, 47 Kilo. »Sehen Sie«, sage ich triumphierend. »Das habe ich Ihnen doch gleich gesagt.«

»Seltsam.« Mißtrauisch schaut Editha erst mich und dann die Waage an, ehe sie das Zimmer verläßt, um Dr. Pinto Bescheid zu geben.

»Also, Claire, ich sähe es wirklich gern, wenn Sie in der Klinik blieben«, sagt Dr. Pinto, als er zurückkommt. »Aber wenn Sie nicht wollen, kann ich Sie im Moment noch nicht festhalten.«

»Ich habe gewonnen«, denke ich leise.

»Dennoch möchte ich, daß Sie jede Woche herkommen, um sich wiegen zu lassen. Wenn Sie das nicht tun, werden Sie zwangsweise aufgenommen.«

»Klar«, verspreche ich mit einem Siegerlächeln. »Wie Sie wollen, Doktor.« Und mit diesen Worten stolziere ich triumphierend aus dem Zimmer.

Meine Eltern können gar nicht glauben, daß sie mich nicht im Krankenhaus behalten haben, Andy auch nicht, und sogar Lorna ist überrascht. Und ich, ich bin glücklich – ich habe den Freibrief erhalten, zu tun, was ich will. Ich gehe nicht mehr zur Arbeit. Ich bin den ganzen Tag allein zu Hause, niemand kann mich zum Essen ermahnen, und ich kann meinen Zwangshandlungen und Ritualen freien Lauf lassen.

Ich wache um 5.15 Uhr nach einer unruhigen Nacht auf. Andy schläft noch neben mir. Ich zerre an meinem Bauch, um zu überprüfen, wie dick ich bin. Ich schwinge die Beine aus dem Bett und versuche zu stehen, aber meine Beine versagen unter mir, und ich sinke langsam zu Boden. Psst, ich darf Andy nicht wecken. Ich krieche aus dem Schlafzimmer ins Bad. Nervös streift mein Blick die Waage in der Ecke, den Überbringer schlechter Botschaften. Ich rappele mich mühsam auf und schleppe mich zu ihr. »Gott, hätte ich doch nur die zusätzliche Scheibe Käse gestern nicht gegessen – 15 Kalorien – so ein Mist! »Wo ist nur meine Disziplin geblieben?« geht es mir durch den Kopf, während ich aus dem Nachthemd schlüpfe, tief durchatme und auf die Waage steige. Mein Herz schlägt wild, ich habe Angst hinzusehen und kann es zugleich kaum erwarten, die Wahrheit zu erfahren. »Ja!« stoße ich atemlos hervor. »Ich hab's geschafft, ich habe abgenommen.« Ich renne zum Spiegel und starre mein Spiegelbild an. »Jetzt habe ich so viel abgenommen«, denke ich, »und sehe trotzdem dicker aus als je zuvor.« Ich kneife mir fest in den Bauch – ein weiterer Bluterguß in dem Ring aus Blutergüssen, der meinen Bauch umgibt.

Andy hämmert gegen die Badezimmertür. Schnell ziehe ich mein Nachthemd über, denn ich will nicht, daß er mich so sieht. Während er duscht und sich fertig macht zur Arbeit, klettere ich auf das Trainingsfahrrad, um meine acht Kilometer abzustrampeln. Herrje, meine Beine sind wie Gummi, mein Puls rast, ich schwitze wie verrückt. »Claire«, meint Andy seufzend, »steig von diesem verdammten Fahrrad.« Ich werfe ihm einen vernichtenden Blick zu und strampele heftiger.

»Also gut«, sagt er. »Wenn ich heute abend nach Hause komme, werde ich die Pedale abschrauben.« Mit diesen Worten geht er nach unten und knallt die Tür hinter sich zu. Ich rutsche vom Rad auf den Boden. Zeit für mein Bauchtraining. Eins, zwei, drei, vier – und weiter und weiter. Oh je, ich kann gar nichts sehen, mir wird ganz schwarz vor Augen. Ich schließe die Augen. »Stell dich nicht so an, du fette, faule Kuh!« schreie ich. Ich kann nicht mehr. Erschöpft liege ich am Boden. Ich öffne die Augen und kann den Raum langsam wieder erkennen. Ich darf nicht so herumliegen. Es ist Zeit für einen erneuten Blick in den Spiegel. Ich streife mein Nachthemd ab und untersuche mein Spiegelbild. »Ich sehe dicker aus, ich werde dicker!« Panikerfüllt renne ich die Treppe auf und ab, fünfmal so schnell wie ich kann.

Zum Frühstück erlaube ich mir zwei Tassen Kaffee – schwarz – und drei Zigaretten, dann gehe ich wieder rauf, um zu baden. Es tut immer weh, in der Badewanne zu liegen, denn meinen Körper umgibt nur noch eine hauchdünne Hautschicht, die ihn vor der harten Emaille schützt. Ich ziehe mein Nachthemd aus und zwinge mich, in den Spiegel zu sehen. Mit den Fingern streiche ich über meinen Brustkorb, dann zähle ich meine Rippen unter der durchscheinenden Haut. Ich spüre die Höcker meiner Wirbelsäule und betaste meine hervorstehenden Beckenknochen. Mein Magen ist so leer, daß ich mein Rückgrat fühlen kann, wenn ich mich hinlege und darauf drücke. Ich spanne die Hände um meine Taille, bis sie sich fast berühren, und fühle mich schlank. Als ich mein knöchernes Ich erblicke, fühle ich mich rein. Doch dann sehe ich plötzlich ein ganz anderes Bild: Es ist, als hätte jemand im Fernsehen ein anderes Programm eingeschaltet. Ich bin wieder dick, sehe aus wie eine Zwiebel, eine Fettschicht auf der anderen. »Du ekelhafte, fette Kuh«, beschimpfe ich mich selbst, stelle mich unter die Dusche und bearbeite meine Haut mit der Nagelbürste, bis sie feuerrot ist. Ich versuche, jede Fettschicht loszuwerden, versuche, mich loszuwerden.

Anschließend verstecke ich meine fette Masse in einem langen schwarzen Hemd und einem riesigen Pulli – und das mitten im Sommer. Dann mache ich das Bett – Federdecke und Kissen müssen genau so liegen und nicht anders – und beginne mein tägliches Reinigungsprogramm: Staubwischen, Polieren, Staubsaugen – toll, wie viele Kalorien ich dabei verbrennen kann! Nach dem Mittagessen – eine Cola Light – finde ich, ein schneller Marsch in die Stadt täte mir gut. Ich fühle mich schlapp, aber die Vorstellung, daß ich fünf Kalorien in der Minute verbrauche, treibt mich voran. Ich zwinge mich, in jeder Schaufensterscheibe mein häßliches Spiegelbild anzuschauen.

Mein erstes Ziel ist der Drogeriemarkt, in dem ich mein bewährtes Cocktail aus Abführmitteln, Entwässerungspillen und Schlankheitstabletten einkaufe. Danach kommt der Supermarkt – um für Andy etwas Leckeres zum Abendessen zu besorgen. Ich laufe die Gänge auf und ab und lade den Einkaufswagen voll. »Die hätte ich gern«, denke ich und drehe eine Tafel Schokolade in meinen Händen. »Du darfst aber nicht«, antwortet die Stimme in meinem Kopf. Schnell lege ich die Schokolade zurück und schiebe meinen Wagen weiter. Auf der Straße sehe ich einen Mann, der mit

Appetit ein Hefeteilchen verspeist. Ich habe ein schlechtes Gewissen – fast so, als äße ich es. Ich renne nach Hause und schlucke Abführmittel.

Als Andy nach Hause kommt, empfange ich ihn mit einem Berg von Essen. Ich setze mich in ein anderes Zimmer und knabbere eine Scheibe Käse. »Ich habe schon gegessen«, sage ich, und Andy läßt die Lüge zwischen uns im Raum stehen. Armer Andy. Ich schlukke so viele Tabletten, daß er behauptet, er könne die chemischen Ausdünstungen auf meiner Haut riechen. Außerdem muß ich auf einem Handtuch schlafen, weil ich inkontinent bin.

Am Sonntag gehen wir zum Mittagessen zu meinen Eltern. Ich sage kaum etwas, weil ich mich nicht auf das Gespräch konzentrieren kann. Ich esse ein wenig Gemüse, in dem sicheren Gefühl, zu Hause in meiner Handtasche einen anständigen Vorrat an Abführtabletten zu haben. Ich kann es kaum erwarten, zu gehen und sie zu schlucken. Bei Mama und Papa traue ich mich nicht, sie zu nehmen. Papa hat sich angewöhnt, vor der Tür zu warten und zu lauschen, wenn ich ins Bad gehe. Ich singe dann jedesmal laut, damit er weiß, daß ich keine Tabletten nehme oder mich übergebe.

Als Andy und ich nach Hause kommen, gehe ich sofort ins Schlafzimmer, um meine Tabletten zu nehmen. Ich reiße die Schachteln aus meiner Handtasche – sie sind alle leer! Dieser verdammte Andy! Er hat die Tabletten herausgenommen und die leeren Schachteln zurückgelegt! Aber ich werde ihm nicht das Gefühl geben, es mache mir etwas aus. Ich gehe nach unten, klappe das Bügelbrett auf und stecke das Bügeleisen ein. Ich knalle es auf Andys Hemd und lasse es wütend über die Baumwolle gleiten. »Wo sind sie?« stoße ich hervor. »Wo ist was, Claire?« fragt er unschuldig. »Du weißt, was ich meine.« Ich starre ihn vernichtend an. »Gib sie mir, du Schwein, gib sie mir sofort!«

»Schau dich doch mal an«, antwortet er angewidert. »Du bist ja drogenabhängig.«

Ich stelle das Bügeleisen ab und dränge mich an ihm vorbei in die Küche. Dort ziehe ich die Besteckschublade auf und ergreife mit beiden Händen das große Tranchiermesser. »Gib mir die Tabletten«, brülle ich und stürze mich auf ihn. »Gib sie mir sofort!« Drohend erhebe ich das Messer. Andy packt meine Arme und schüttelt mich, bis ich das Messer fallenlasse. Schluchzend sinke ich zu Boden. »Bitte«, weine ich, »bitte, ich brauche sie, du weißt doch, daß ich sie brauche, bitte.«

»Claire«, sagt Andy leise, nimmt mich in die Arme und hält mich fest umschlungen. »Ich weiß einfach nicht mehr, was ich mit dir machen soll. Du bist nicht Claire. Das bist du nicht. Was ist aus dem Mädchen geworden, in das ich mich verliebt habe? Was ist aus dem Menschen geworden, der so gern gelacht und gesungen hat? Es ist schrecklich. Bitte, Claire, bitte, du mußt ins Krankenhaus gehen. Wenn du nicht freiwillig gehst, werden die Ärzte dich irgendwann wirklich holen kommen.« Ich weiß, daß er recht hat.

»Also gut«, flüstere ich erschöpft. »Ich gehe. Aber kann ich bis Dienstag warten? Ich kann morgen noch nicht.« Erleichterung spiegelt sich in Andys Gesicht; er würde allem zustimmen. »Natürlich. Ich rufe im Krankenhaus an und sage Bescheid.«

Neunzehntes Kapitel

Es ist Montag. Ich habe Angst, und ich bin wütend. Jeder will, daß ich dick werde, und ich will keinen dikken Körper. Ich will schlank bleiben.

Nachdem Andy zur Arbeit gegangen ist, gehe ich in die Stadt. Ich gehe in jede Apotheke in Luton und kaufe mir dort Tabletten. Ich brauche 1.500 Abführtabletten, 300 Entwässerungspillen und einen anständigen Vorrat an Schlankheitstabletten. Anschließend trage ich eine große Tasche voller Schätze nach Hause. Dort verstecke ich sie im Kleiderschrank in den Taschen meiner Kleider, damit Andy sie nicht findet.

»Viel Glück. Ich komme dich später besuchen«, sagt Andy am Dienstagmorgen und küßt mich zum Abschied. Seine Schwester Diane hat bei uns geschlafen, damit sie mich ins Krankenhaus fahren kann. Ich weiß, daß Diane gern lang schläft, und als Andy fort ist, stehe ich auf und packe, so leise ich kann, damit sie nicht wach wird. Ich stibitze ein paar von Andys Hantel- und Angelgewichten und verstecke sie unter dem Futter meiner Tasche. Dann verberge ich die Waage unter meinen Kleidern. Die Waage brauche ich, damit ich kontrollieren kann, wieviel ich wiege, und Andys Gewichte, um mich schwerer zu machen, als ich tatsächlich bin.

Ich dusche und mache mich ferig. Ich nehme die Abführmittel, Entwässerungspillen und Schlankheitspillen aus den Schachteln und stecke sie in den Body, den ich trage. Ich befestige sie vorn und hinten und schaffe es sogar, ein paar volle Röhrchen unterzubringen. Dann ziehe ich einen weiten Pullover an. Ich nehme meine Carpenter-Kassetten mit und beklebe die Hüllen ebenfalls mit Tabletten. Ich öffne meine Geldbörse und fülle jede Lücke mit Abführpillen. In die Packung mit Wattepads stecke ich zwischen alle Pads vier Tabletten. Als ich schließlich fertig bin, gleiche ich einer wandelnden Apotheke.

»Sie erinnern sich sicher an mich«, sagt Mike, der Pfleger, der mich in der Aufnahme von Station 17 in Empfang nimmt. Natürlich erinnere ich mich an ihn, von meinem letzten Krankenhausaufenthalt. Ich mustere ihn von oben bis unten, dann schaue ich weg. Wieder ein Feind. »Sie wissen doch, daß ich Sie schon kennengelernt habe«, antworte ich barsch. »Ich bin Ihr Therapeut und werde Ihnen während Ihres Krankenhausaufenthalts zur Seite stehen«, erklärt Mike. »Ich will nicht hier bleiben«, erwidere ich giftig. »Nun, mein Dienst ist für heute zu Ende«, sagt Mike. »Tschüs.«

»Gut so«, rufe ich ihm nach, »verpissen Sie sich!«

»Hallo, Claire.« Es ist Lorna. »Ich muß Ihre Tasche durchsuchen«, sagt sie. »Tun Sie, was Sie wollen«, antworte ich achselzuckend. Sie wühlt in meinen Sachen herum und findet die Waage, die sie sofort einzieht. »So«, sagt sie dann, »und wo sind die Abführtabletten?«

»Ich habe keine«, antworte ich. »Claire«, beharrt sie, »Sie haben zwischen 60 und 70 Stück am Tag genommen – ich glaube nicht, daß Sie keine haben.« Also nehme ich die 20 aus meiner Geldbörse und gebe sie ihr.

»Keine Magersüchtige rückt einfach so 20 Abführtabletten raus. Wo ist der Rest?« Ich wende mich von ihr ab, und dabei fängt eines der Tablettenröhrchen in meinem Body an zu klappern. Lorna greift nach meinem Pullover und reißt ihn hoch. Entsetzt starrt sie auf mein Tablettenarsenal. »Mein Gott, Claire«, sagt sie leise, »Sie sind so krank – und Sie können nicht einmal selbst erkennen, wie krank Sie sind.«

Am nächsten Morgen stehe ich früh auf und beginne, riesige Mengen Wasser zu trinken, um mein Gewicht zu erhöhen. Ich werde gewogen. Lorna kommt. »Andy hat heute morgen angerufen, weil er ein paar seiner Hantelgewichte vermißt«, sagt sie. Ich gebe keine Antwort. Sie durchsucht meinen Kleiderschrank, die Nachtkommode, sieht unter der Matratze nach, in meiner Reisetasche, meiner Handtasche. Ich bete stumm darum, daß sie nicht alle findet, aber sie findet fast alle. »Das Waschbecken sollte aus Ihrem Zimmer entfernt werden – es beunruhigt mich ein bißchen«, sagt Lorna und sieht mich forschend an. Dann verläßt sie das Zimmer mit meinen Gewichten, und ich gerate in Panik. Ich schaue unter dem Futter meiner Tasche nach und finde die restlichen Gewichte. Ich stopfe sie in meinen Body und stecke mir in meiner Verzweiflung ein einpfündiges Bleigewicht in die Vagina. Es tut weh, aber ich bin bereit, alles zu tun, um die Waage zu betrügen und sie davon abzuhalten, mich dick zu machen.

Ruby wiegt mich. Die Waage zeigt 47 Kilo an, dabei wiege ich in Wirklichkeit unter 40. Ruby begleitet mich zu meinem Fallgespräch mit Dr. Pereira, Lorna und Sue, einer Diätassistentin. Sie kündigen mir an, daß die Dinge nun ernst werden. Ich werde jeden Tag in meiner Unterwäsche gewogen, und wenn ich nicht jede Woche zwei Pfund zunehme, verliere ich alle Privilegien – die übliche Geschichte. Sue möchte mit meiner Hilfe ein Ernährungsprogramm aufstellen; aber ich weigere mich zu kooperieren. »Was mögen Sie gern, Claire?« fragt Sue. »Nichts!« brülle ich und werde hysterisch. Die Besprechung ist beendet, und Lorna bringt mich in mein Zimmer zurück, wo ich heule und heule und heule.

Als ich mich ein bißchen beruhigt habe, gehe ich nach oben, um Klavier zu spielen. Lorna kommt zu mir und setzt sich neben mich auf den Klavierhocker. »Mögen Sie Croissants?« fragt sie freundlich. »Ja«, antworte ich. »Ich mag Croissants, vor allem mit viel Butter.«

»Ich werde Ihnen ein Croissant kaufen«, sagt sie. »Werden Sie es essen?«

»Ich kann nicht«, antworte ich. »Wieso können Sie nicht?«

»Weil ich es nicht verdient habe«, sage ich. »Doch Claire, natürlich«, sagt sie. »Sie haben etwas zu essen verdient. Sie werden sterben, wenn Sie nicht essen.«

»Dann will ich lieber sterben«, antworte ich. »Hier gefällt es mir nicht mehr. Ich hätte nie geboren werden sollen.«

Als meine Mutter, meine Schwester und Diane zur Besuchszeit kommen, habe ich mich in einen katastrophalen Zustand hineingesteigert. »Bitte, nehmt mich mit!« flehe ich weinend. »Ihr dürft mich nicht hierlassen. Sie werden mich dick machen!«

»Aber von dir ist doch nichts mehr übrig, Claire«, antwortet Mama und versucht mich zu beruhigen. »Du willst nur nicht, daß ich eine gute Figur habe«, schreie ich, hebe meinen Pulli hoch und zerre an meinem

Bauch. »Seht mal. Seht euch das an! Ich bin fett, ich bin fett, ich bin fett!« Noch nie habe ich jemandem aus meiner Familie meinen Körper gezeigt, und in ihren Gesichtern steht das blanke Entsetzen. Mama und Lisa fangen an zu weinen, und Diane schluckt und preßt sich die Hände vor den Mund, als müßte sie sich gleich übergeben. Angelockt von dem Lärm, kommt eine Schwester herein und schickt meine Familie aus dem Zimmer. Doch ein paar Sekunden später renne ich hinter ihnen her. »Laßt mich nicht hier!« schreie ich, als sie um die Ecke verschwinden. Zwei Pfleger eilen herbei, um mich festzuhalten. »Wenn ihr mich liebt, laßt ihr mich nicht hier«, jammere ich, während die Pfleger gegen mich kämpfen. »Laßt mich nicht hier!« brülle ich und werfe den Kopf herum, um noch einen Blick auf meine Familie zu erhaschen. Die Pfleger zerren mich in mein Zimmer zurück, aber ich schreie noch immer: »Ich liebe euch, ich verspreche euch, daß ich essen werde. Bitte bringt mich nach Hause!«

Anschließend sitze ich zusammengekauert in einer Ecke meines Zimmers. Lorna kommt herein. »Claire, bitte versuchen Sie etwas zu essen; Sie müssen etwas essen.« Ich sehe ihr in die Augen und antworte: »Eher sterbe ich, als mich von Ihnen überreden zu lassen, ein Pfund zuzunehmen.« Und ich meine es ernst. Sie versucht mich dazu zu bringen, ein Beruhigungsmittel zu schlucken, aber ich weigere mich – ich weiß ja nicht, wie viele Kalorien darin stecken.

›23. Juli 1993‹, schreibe ich in mein Tagebuch. ›Ich habe ein paar Tage lang nichts geschrieben, weil ich das Gefühl habe, mein ganzes Leben ist auf den Kopf gestellt. Sie haben mich

jetzt in ihrer Gewalt, und ich fürchte mich. Jeden Abend bete ich zu Gott und hoffe, daß alles nur ein Traum ist und daß ich aufwache und die Leute lassen mich in Ruhe und ich kann so weiterleben wie früher. Ich habe keinerlei Kontrolle mehr über mich; es wurde mir alles genommen.

Im Moment wünschte ich, ich könnte sterben und käme dann in den Himmel, wo ich geliebt würde, auch wenn ich es nicht wert bin, geliebt zu werden – soviel weiß ich. Ich bin häßlich und blöd, und, zumindest sagen mir das viele, sehr egoistisch. Alle behaupten, sie kümmerten sich um mich und liebten mich. Aber ich habe nicht das Gefühl, daß sie das wirklich tun. Ich traue niemandem, nicht einmal Andy, da sie alle ständig an mir rumnörgeln.

Heute morgen war ich so deprimiert, daß ich das Gefühl hatte, die ganze Welt würde um mich herum zusammenstürzen. Lorna hat mit mir geredet und mich umarmt, und es war so, als hätte sie eine Zauberhand gehoben und alle Schmerzen wären dadurch verschwunden. Sie ist so nett zu mir. Ich vertraue ihr. Sie ist im Augenblick der einzige Mensch, von dem ich das sagen kann, auch wenn sie ständig hinter mir her ist und mein wahres Gewicht wissen möchte. Ich liebe sie über alles, wie eine Schwester.

Papa hat mir um 17 Uhr mein Sandwich gebracht. Ich war ein bißchen erstaunt, denn normalerweise bekomme ich es nicht vor 19 Uhr. Er hat mir beim Essen so genau zugesehen, daß ich keine Chance hatte, es in ein Taschentuch zu spucken.

Gegen 18 Uhr hatte ich starke Magenkrämpfe, und da wußte ich, daß meine Abführmittel zu wirken begannen, Gott sei Dank.

Andy hatte sich für 19 Uhr angekündigt. Ich habe Papa erzählt, ich würde gern baden, ehe Andy käme. Also ist Papa *gegangen, obwohl er sagte, er glaubte, ich hätte mir nach dem Essen den Finger in den Hals gesteckt, weil ich zehn Minuten danach zur Toilette gegangen bin. Ich habe Andy angerufen und ihm gesagt, daß ich ein Bad nähme und er bitte etwas später kommen solle. Ich habe gebadet, und das hat die Wirkung meiner Tabletten beschleunigt. Ich hatte mehr Schmerzen als sonst. Aber jetzt ist mein Magen leer und gereinigt, es hat sich also gelohnt.*

Nach dem Bad fühlte ich mich voller Leben – es war großartig. Andy ist gekommen, und ich mußte unbedingt hier raus und habe ihn überredet, mit mir ins Krankenhaus-Kasino zu gehen, wo eine Band spielen sollte. Das Konzert dauerte bis 21. 30 Uhr, dann war ich müde, und Andy hat mich zurückgebracht.‹

Seit sieben Tagen habe ich kein Krankenhausessen mehr zu mir genommen. Meine Eltern bringen mir jeden Abend ein Sandwich, von dem ich so wenig wie möglich esse. Ich trinke enorme Mengen Wasser und Cola Light, und die Waage zeigt jeden Tag etwas anderes an. Ich habe Schwierigkeiten, mich zu konzentrieren, und meine Sehkraft ist getrübt. Ich kann kaum noch laufen und habe starke Schmerzen in der Brust, aber ich trainiere immer noch heimlich in meinem Zimmer: Ich mache Klappmesser, Kniebeugen und jogge auf der Stelle. Die unglaubliche Gewalt, die ich im Krankenhaus über mich habe, gefällt mir, denn hier komme ich nicht in Versuchung, einen Freßanfall zu kriegen. Es gibt keine Schränke voller Essen wie zu Hause. Ich fühle mich high, wie losgelöst von meinem Körper. Das Gefühl ist toll – es ist, als sei ich ein Geist.

Mein einziges Problem ist, daß ich meine ganzen Privilegien verloren habe. Ich habe kein Einzelzimmer mehr und schlafe jetzt in einem Schlafsaal, was entsetzlich ist; ich darf die Station nicht mehr verlassen, und jetzt drohen sie noch damit, mir meinen Besuch zu verbieten. Ich muß dringend etwas dagegen tun. Es ist Mittagszeit. »Ich hätte gern ein Käsebrötchen«, sage ich zu einer der Krankenschwestern, »aber ich möchte es nicht gern vor all den anderen essen. Kann ich es mit in mein Zimmer nehmen?« Ich bekomme die Erlaubnis, es in meinem Zimmer zu essen, aber nur unter der Aufsicht einer Schwester.

Inzwischen kenne ich die Schwestern ganz gut und bitte nur diejenigen, die gutmütig oder ein bißchen dumm sind, sich zu mir zu setzen. Eine meiner Lieblingsschwestern ist Catherine, eine Schülerin. Sie sitzt auf meinem Bett und unterhält sich mit mir, während ich mein Sandwich esse. Ich breche es in kleine Stückchen, nehme jedes Stück in die Hand und tue so, als äße ich es, schlucke und stopfe es in meinen Ärmel. »Sie haben toll gegessen, Claire«, sagt Catherine, als sie aus dem Zimmer geht. Ich lache mir ins Fäustchen. Die müssen völlig verrückt sein, mir eine Schülerin zur Aufsicht zu geben.

Wie immer nehme ich auch diesmal im Krankenhaus Abführmittel. Ich bitte andere Patienten, sie für mich zu besorgen, oder stehle mich davon und kaufe sie mir selbst. »Dr. Soundso hat mir erlaubt, kurz nach draußen zu gehen«, erzähle ich den Schwestern. Ich bin eine gute Lügnerin, trotzdem muß ich manchmal Catherine mitnehmen. Eines Tages frage ich eine andere Magersüchtige, Angie, ob sie mit uns in die Stadt gehen möchte – Catherine hat keine Chance, wenn sie auf zwei von uns aufpassen muß. Ich erkläre, ich würde gern in den Supermarkt gehen, um mir Käse für meine Sandwiches zu kaufen. »Du siehst müde aus. Warum ruhst du dich nicht ein bißchen aus, während ich einkaufe?« schlage ich Angie vor, als wir vor dem Supermarkt stehen. Catherine weiß nicht, was sie tun soll – ob sie mich begleiten oder sich zu Angie setzen soll. Am Ende läßt sie mich allein in den Laden gehen, während sie und Angie sich draußen auf eine Bank setzen. »Kauf nichts Halbfettes«, ruft Catherine mir hinterher. Natürlich kaufe ich Magermilch und mageren Käse.

Nach dem Supermarkteinkauf folgt der eigentliche Grund für meinen Ausflug – ich muß in einen Drogeriemarkt, um mir Abführtabletten zu besorgen. Es gibt einen gegenüber dem Supermarkt, und der glückliche Zufall will es, daß vor mir ein dicker, großer Mann geht. Ich benutze ihn als Schutzschild und haste auf die andere Seite. Als ich die Tabletten bezahle, sehe ich, daß Catherine sich nervös nach mir umsieht. Ich schnappe mir schnell zwei Getränkedosen, gehe aus dem Laden und verkünde: »Seht mal, ich habe euch beiden etwas zu trinken mitgebracht.« Catherine wirkt erleichtert. Ich lache still in mich hinein. Sicher denkt sie jetzt, »Wie süß von Claire. Bestimmt hat sie nichts angestellt.«

Da meine Mahlzeiten nicht immer von unerfahrenen Schwestern beaufsichtigt werden, muß ich ab und zu doch etwas essen, und nach dreieinhalb Wochen in der Klinik sehe ich etwas besser aus. Freitag, der 13. August, ist ein heißer Tag, und ich darf mit Claire McCann, die zu Besuch gekommen ist, im Garten sitzen. Ich spüre die Sonne auf meinem Gesicht, und sehe zur Abwechslung ganz zuversichtlich in die Zukunft. Als Claire fort ist, kommen meine Eltern. Sie haben Urlaub auf Teneriffa gemacht und mich zwei Wochen lang nicht gesehen. »Du siehst besser aus, Liebling«, sagt Papa. »Ich gebe mir auch viel Mühe«, erkläre ich. »Ich will, daß es mir endlich bessergeht und ich zurück kann zu Andy, um mit ihm eine Familie zu gründen.« In ihren Gesichtern liegt Erleichterung.

An diesem Abend gibt es Nudeln, und ich gestatte mir, ein paar herunterzuschlucken. Plötzlich habe ich das Gefühl, dicker zu werden. Ich muß dieses ganze Zeug wieder loswerden. Ich gehe zum Klo, um mich zu übergeben, aber Editha folgt mir. Ich gerate in Panik. »Gott«, denke ich in der Toilette, »ich muß sie loswerden.« Ich betätige die Spülung und öffne die Tür. »Ich gehe nur schnell in mein Zimmer und hole meine Zigaretten«, erkläre ich atemlos. Ich habe 160 Abführtabletten in meinem Kissenbezug versteckt. Ich renne ins Zimmer und schließe die Tür. Dann schnappe ich mir die Tabletten, und da ich in solcher Panik bin, stopfe ich sie alle in den Mund und spüle sie mit Cola Light hinunter.

Ich bin müde und benommen. Eine Stunde ist vergangen, und ich wollte den Abend eigentlich zu Hause verbringen – Andy kommt mich gleich abholen. Ich habe Angst vor dem, was ich getan habe. Noch nie habe ich so viele Tabletten auf einmal geschluckt. »Ich fühle mich nicht so gut«, sage ich zu Andy, als er kommt. »Können wir in die Cafeteria gehen und etwas trinken?« Wir gehen in die Cafeteria, und ich sinke schwer auf einen Stuhl. »Kann ich eine Cola Light haben, Andy?« bitte ich und wedele mir mit der Speisekarte

Luft zu. Ich schwitze so schrecklich und kriege kaum noch Luft. Meine Hände zittern, und der Raum verschwimmt vor meinen Augen. Scharfe kleine Stiche schießen durch meinen Arm und in meine Brust. Andy kommt mit den Getränken zurück. Ich möchte zum Klo gehen. Ich versuche aufzustehen, aber meine Beine scheinen verschwunden zu sein. Ich sinke zu Boden.

Leute umringen mich und murmeln besorgte Worte, während Andy mich wie ein Bündel Wäsche hochhebt. Halb gehend, halb laufend trägt er mich auf die Station zurück, wo ich auf einen Stuhl im Schwesternzimmer sinke. Nur halb bei Bewußtsein, registriere ich, daß Mike meinen Blutdruck mißt. Lorna kommt herein; sie hatte Dienst auf Station 18 und wollte wissen, ob Mike nach Feierabend mit ihr etwas trinken geht. »Was haben Sie gemacht, Claire – haben Sie trainiert?« fragt sie. »Nein«, murmele ich schlaftrunken, »nein, habe ich nicht.«

»Was haben Sie genommen, Claire?« will sie wissen und fühlt meinen Puls. »Sagen Sie mir, was Sie genommen haben.«

»Nichts«, antworte ich schwach. »Ich habe nichts genommen.« Lorna beugt sich vor und schenkt mir einen ihrer Blicke – ›Lorna-Blicke‹ nenne ich sie. »Was haben Sie genommen, sagen Sie es mir.« Ich kann sie nicht länger belügen. »160 *Dulcolax*«, murmele ich. »Mein Gott«, flüstert Lorna, »die geben Ihnen den Rest.«

»Mike!« brüllt sie dann. »160 *Dulcolax* – ruf einen Rettungswagen.« Hastig werde ich in mein Zimmer gebracht, wo Andy mir in mein Nachthemd hilft. Lorna hat ihm eingeschärft, daß er auf keinen Fall zulassen darf, daß ich einschlafe. »Sing etwas, Claire«, drängt er mich. »Sing etwas.« Und ich versuche es. Ich singe ›Rainy Days and Mondays‹ von den Carpenters. Tränen stehen in seinen Augen, als ich versuche, die Wörter herauszubringen. Ich fühle mich so elend und möchte gern schlafen, aber ich weiß, daß ich das Lied zu Ende singen muß. Editha kommt ins Zimmer und sagt: »Sie kommen in die Notaufnahme. Wir vermuten, daß Sie gleich einen Schock erleiden werden.«

»Sie glauben, sie wird eine Herzattacke bekommen, nicht wahr?« murmelt Andy fassungslos. »Das ist gut möglich«, antwortet Editha, und ich denke: »Bitte, lieber Gott, laß es geschehen. Ich kann nicht mehr.«

Die Notfallcrew kommt, und ich werde mit dem Rettungswagen das kurze Stück bis zur Notaufnahme transportiert. Dort wartet bereits eine Ärztin auf mich. Andy ist bei mir, und Kathy, eine Schwester von Station 17.

Ich liege in einer Kabine auf einem Bett. Starke Schmerzen reißen an meinen Gedärmen, die wie ein ausbrechender Vulkan kochen. Mein Bauch beginnt anzuschwellen. »Mein Gott«, schießt es mir durch den Kopf, »ich werde nicht nur sterben, ich werde auch noch dick sterben!«

»Kathy!« brülle ich. »Ich muß zur Toilette.« Sie hilft mir zum Klo, aber als ich dort ankomme, kann ich nicht. Während ich in meine Kabine zurückwanke, werden die Schmerzen stärker, und ich breche zusammen; ich liege auf dem Boden, übergebe mich, und meine Därme beginnen zu arbeiten. Irgend jemand schiebt mich auf einen Stuhl. Ich breche wieder zusammen. Die Ärztin schafft mich ins Bett und schließt mich an ein EKG an, um meinen Herzrhythmus zu überwachen. »Wir werden Ihnen eine Infusion legen müssen«, erklärt sie. Ich bin entsetzt. »Was ist das für eine Infusion?« frage ich weinend. »Was ist darin?«

»Flüssigkeit, die die ersetzt, die Sie verlieren. Ohne sie werden Sie sterben«, erklärt sie ungerührt. »Sie enthält keine Kalorien«, fügt sie hinzu und blickt in mein verängstigtes Gesicht.«

»Zeigen Sie mir die Flasche«, bitte ich. Sie tut es, aber ich glaube ihr trotzdem nicht.

Arme Mama, armer Papa. Sie wurden in die Klinik gerufen, und man hat ihnen gesagt, daß ich sterben könnte. Sie können es nicht fassen – heute nachmittag habe ich noch davon gesprochen, ein Baby zu bekommen, jetzt liege ich plötzlich im Sterben. Andy sitzt an meinem Bett und sieht furchtbar aus; mein Bruder Michael fleht mich an, nicht zu sterben. Bewegungsunfähig, inmitten meiner in Tränen aufgelösten Familie, bete ich: »Lieber Gott, lieber Jesus Christus, bitte laß mich sterben. Ich kann das nicht länger ertragen, ich kann mich nicht länger ertragen. Alle werden ohne mich glücklicher sein. Ich bereue meine Sünden. Ich weiß, daß ich schlecht bin, aber bitte vergib mir genug, um mich sterben zu lassen.«

Um zwei Uhr morgens bin ich außer Gefahr, und meine Familie ist nach Hause gegangen. Ich fühle mich etwas besser und werde zunehmend ärgerlicher, weil ich an diesen Tropf angeschlossen bin. »Wenn Sie den herausziehen, werden Sie sterben«, erklärt Denise, die Nachtschwester, die mich erwischt, als ich daran rupfe. »Was pumpen Sie da in mich hinein?« frage ich. »Ich spüre, wie ich dick werde.« Denise zeigt mir die Flasche und sagt: »Claire, das ist nur Flüssigkeit, die die Flüssigkeit ersetzt, die Sie verlieren.« Nachdem sie mich ein bißchen beruhigt hat, unterhält Denise sich noch eine Weile mit mir. »Ich hätte schrecklich gern eine Zigarette«, sage ich. »Na, kommen Sie«, antwortet sie verschwörerisch. Sie schlägt meine Decke zurück, hilft mir aus dem Bett und zeigt mir, wie ich den Infusionsständer neben mir herrollen kann.

Wir gehen ins Raucherzimmer, und Denise nimmt ihre Zigaretten heraus. »Letztes Jahr hatten wir auch ein junges Mädchen wie Sie hier«, erzählt sie und zündet mir eine Zigarette an. »Sie lag sogar im selben Bett wie Sie. Wir haben alle um ihr Leben gekämpft, aber wir haben es nicht geschafft. »Veronica!« schießt es mir durch den Kopf, und ich friere plötzlich. »Hieß sie Veronica?« frage ich. »Das darf ich Ihnen nicht sagen«, antwortet Denise. »Dann beantworten Sie mir folgendes«, beharre ich. »War sie 18 Jahre alt, blond, und ist sie kurz vor Weihnachten gestorben?«

»Ja«, sagt Denise leise. »Sie war meine Freundin«, sage ich nachdenklich. »Aber ich bin nicht wie sie. Sie war ja ganz dünn und krank.« Denise berührt meine Beckenknochen und schüttelt den Kopf. »Ich kann nicht glauben, daß Sie da einen Unterschied sehen wollen.«

Verglichen mit Denise sind die Tagesschwestern schrecklich. »Und was hat die Anorektikerin zum Frühstück gegessen?« fragen sie sich vor meinen Augen. Ich hasse dieses Wort. Ich kann es nicht mal aussprechen. »Ich bin keine ›Anna‹«, schreie ich sie an. Die anderen Patientinnen auf der Station sind nicht viel besser. Sie stehen an meinem Bett und schnattern, »Gott, Sie sind ja so dünn!«, »Was ist los mit Ihnen?«, »Wie stehen Sie auf?« Ich fühle mich erniedrigt. Außerdem bin ich frustriert, weil man mir Bettruhe verordnet hat und ich keinerlei Kalorien verbrennen kann, und ich langweile mich, weil ich meine Kassetten nicht hören kann.

Es ist Samstag abend. Meine Augen schmerzen immer noch von der Trockenheit, aber ich fühle mich langsam besser. Allerdings versetzt mich die Infusion in regelrechte Panik, und ich quetsche ständig den Schlauch zusammen, um das Durchfließen der Flüssigkeit zu verlangsamen. »Ich kann nicht schlafen – das Getropfe stört mich.«

»Können Sie mir den Tropf jetzt wegnehmen?« Ständig belästige ich die Krankenschwestern. Die Ärztin hat gesagt, der Tropf könne weg, wenn ich nicht mehr ständig zur Toilette müsse, und das muß ich nicht mehr. Irgendwann mache ich soviel Theater, daß die Ärztin gerufen und der Tropf entfernt wird. Am nächsten Tag werde ich auf Station 17 zurückverlegt.

Ich bin sicher, daß ich wegen der Überdosis den Wochenend-Ausgang gestrichen bekomme. Mein Bruder heiratet am Samstag Elaine, und ich mache mir ernsthaft Sorgen, daß ich nicht dabeisein kann. »Bitte, lassen Sie mich zur Hochzeit meines Bruders«, sage ich, als ich Dr. Pereiras Büro betrete. »Nehmen Sie mir alles weg. Sperren Sie mich drei Tage ein, es ist mir egal. Aber lassen Sie mich bitte gehen.« Dr. Pereira beruhigt mich. »Ich werde Sie nicht festhalten, Claire«, sagt er in seiner ruhigen Art. »Aber wenn Sie noch einmal Abführmittel nehmen, werden Sie keinerlei Ausgeherlaubnis mehr bekommen.«

»Ich muß mindestens 13 Kilo abnehmen – ich passe niemals in mein Kleid für Michaels Hochzeit«, erzähle ich meinem Therapeuten Michael und füge hinzu: »Kann ich nach Hause fahren und es anprobieren?«

»Claire«, antwortet er geduldig. »Sie wissen doch, daß Sie nicht ungeplant irgendwohin gehen dürfen. Außerdem sind Sie in einem schlechten körperlichen Zustand. Es würde Ihnen nicht guttun.«

»Ich habe so viel gegessen; ich fühle mich ganz dick und aufgeschwemmt«, sage ich unter Tränen. »Dieses Gefühl wird nachlassen, wenn Sie sich daran gewöhnen, mehr zu essen«, sagt Mike und fügt hinzu: »Am besten sagen Sie uns jedesmal, wenn Sie dieses Gefühl haben, dann können wir Ihnen darüber hinweghelfen.«

»Sie wollen nicht, daß ich eine gute Figur habe«, jammere ich. »Sie versuchen bloß, mich dick zu machen.«

»Claire, Ihr Ernährungsprogramm ist so aufgebaut, daß Sie gar nicht dick werden können.«

Aber die Angst läßt mich nicht los. Ich greife wieder zu meinen alten Tricks, täusche sogar Verdauungsprobleme vor und bitte um einen Einlauf.

Am Abend vor Michael und Elaines Hochzeit veranstalten meine Eltern einen Grillabend für Familie und Freunde. Ich habe das Gefühl, nicht dazuzugehören. Ich sehe zu, wie sich alle amüsieren und etwas trinken, und fühle mich wie eine Versagerin. Als ich in die Küche gehe, wo das Buffet aufgebaut ist, gerate ich in Panik. Ich habe Angst, daß mich meine Disziplin verläßt und ich mich am Ende wild aufs Essen stürze. »Komm, schon, Claire«, ermuntert Mama mich. »Es ist Michaels Hochzeit, iß etwas.« Ich versuche, normal zu sein. Ich nehme mir einen Pappteller, schleiche um den

Tisch herum und überlege, was ich essen soll. Zögernd entscheide ich mich für ein kleines Stück Grahambrot und etwas Hähnchen. Ich fange an zu essen; aber dann fühle ich mich richtig schlecht, weil ich esse und mich die Leute essen sehen und weil ich es nicht verdiene zu essen. Ich stelle den Teller auf den Tisch und schiebe ihn von mir.

Zur Hochzeit trage ich dick Make-up auf, denn ich will nicht, daß die Leute sagen, ich sei blaß. Ich habe mir ein schwarz-weißes Kostüm und einen großen schwarzen Hut gekauft. Vor der kirchlichen Trauung treffen sich alle im Pub. »Claire, was für Fäden hängen denn da aus deinem Rock heraus?« fragt eine Freundin von Mama. Als ich mich bücke, um nachzusehen, lacht sie und sagt: »Deine Beine!«

»Du bist eine egoistische Ziege – in der Woche vor der Hochzeit deines Bruders eine Überdosis zu nehmen«, ereifert sich eine meiner Kusinen. Ich gebe keine Antwort. Im Grunde möchte ich so etwas hören; ich will, daß mir jemand sagt, ich sei ein schlechter Mensch – das rechtfertigt meinen Selbsthaß. »Herrje, Claire«, denke ich bei mir, »du bist so schlecht, du verdienst weder eine Familie noch Freunde. Du verdienst gar nichts.«

Nach dem Gottesdienst findet ein Essen statt. Ich sehe zu, wie alle ihre Suppe genießen, ihr Roastbeef und ihre Kartoffeln. Langsam werde ich paranoid. Ich bilde mir ein, die Leute beobachten mich, weil sie wissen, daß ich ein Problem habe. Und ich gerate schon wieder in Panik, weil ich nicht weiß, wie viele Kalorien in dem Essen sind. Ich versuche, mich an meine Kalorientabelle zu erinnern und nachzurechnen, dann ärgere ich mich darüber, daß ich das tue. Zum Dessert gibt es Sahnebeutel. »Alles egal«, denke ich, »ich esse einen.« Ich esse einen halben Sahnebeutel und lege den Rest unter meinen Löffel, obwohl ich ihn gern aufessen würde. Dann werde ich wütend, weil ich so gierig bin, denn ich verdiene nichts Gutes.

Zwanzigstes Kapitel

Meine Schwester Lisa hat mich im Krankenhaus besucht. Sie hat mir einen Brief gegeben und mich gebeten, ihn zu lesen, wenn sie gegangen ist.

›*Es gibt nur eine Möglichkeit, meine Schwester zu beschreiben*‹, schreibt sie. ›*Ich habe immer gesagt, sie ist sehr außergewöhnlich: Wer sie einmal kennengelernt hat, wird sie nie wieder vergessen. Ich habe das immer mit sehr viel Stolz gesagt.*

Weißt Du, ich habe häufig beobachtet, wie sie die Menschen um sich herum in ihren Bann gezogen hat. Mit ihrer Lebendigkeit und ihren Gesprächen hat sie die Leute fasziniert – sie war immer so interessant und witzig. Sie war der Mittelpunkt auf jeder Party. Ich hätte alles dafür gegeben, so zu sein wie sie.

Das war damals. Ich wollte eigentlich nicht in der Vergangenheit von ihr sprechen, aber inzwischen ist es die einzige Möglichkeit, von ihr zu sprechen. Denn Du mußt wissen, der Mensch, den ich gerade beschrieben habe, ist vor langer Zeit von uns gegangen. Nein, nein, versteh mich nicht falsch, sie ist nicht gestorben. Ihre Persönlichkeit ist gestorben – die, die ich bewundert und der ich nachgeeifert habe; sie ist verschwunden, als hätte es sie niemals gegeben.

Wenn mich früher jemand aufgefordert hätte, für meine Schwester zu kämpfen, hätte ich es getan, und ich hätte gewonnen. Aber dieser Kampf ist so unfair. Wie kämpft man um die Seele seiner Schwester?- Gott, ich habe es versucht. Es ist eine unmögliche Aufgabe. Wenn ich meine Schwester heute beschreiben soll? Sie liegt Tag und Nacht im Bett, sieht zu, wie das Leben an ihr vorbeigeht, und zerstört sich langsam aber sicher selbst. Es gibt nichts, worüber man mit ihr reden könnte, außer ES, nichts scheint sie zu berühren, ES bestimmt ihr ganzes Leben. Ihr Leben geht vorbei, Tag und Nacht, und es ist zweifellos sehr einsam.

Ich gebe nicht so schnell auf. Ich möchte mich nicht geschlagen geben, und deshalb schreibe ich Dir. Bitte, gib mir meine Schwester zurück; ich liebe sie doch so sehr. Ich kann nicht länger gegen dich kämpfen.

Komm bald zurück, Claire. Ich warte auf Dich. In ewiger Liebe, Lisa.‹

Oh, ich habe einen Riesenkloß im Hals! Ihre Worte bedeuten so viel. Sie hat durch meinen Körper hindurchgeschaut, durch all meine Lügen und Betrügerein. Meine Krankheit ist für sie ein schleichendes Gift, das mich langsam umbringt, nicht einen Teil von mir. Vielleicht hat sie recht, und vielleicht kann ich die Kraft finden, mich selbst zu befreien und diese Krankheit zu besiegen. Ich sitze auf meinem Bett, halte den Brief fest und heule mir die Augen aus dem Kopf. Aber *wie*?

»Was würden Sie gern machen, wenn Sie nicht so

krank wären?« fragt Lorna später an diesem Abend in der Selbsthilfegruppe. »Ihren Job«, antworte ich ohne zu zögern. Die Bestimmtheit, mit der ich das sage, überrascht mich selbst. »Sie würden das sicher sehr gut machen«, antwortet Lorna. »Allerdings müßten Sie vorher gesund werden.« Ich weiß es noch nicht, aber Lorna hat mir gerade einen Weg gewiesen.

Gegen Ende des Abends gibt sie mir einen Artikel, den sie aus der *Daily Express* ausgeschnitten hat. »Was halten Sie von diesem Bild?« fragt sie. Das Foto zeigt eine Magersüchtige namens Caraline. Sie ist superdünn. Unter dem Bild steht, daß sie einen Taillenumfang von 27 Zentimetern hat. Ich bin höllisch eifersüchtig; ich will genauso dünn sein, ich will genauso viel Gewalt über meinen Körper haben. »Sie ist wirklich schlank«, sage ich. »Claire, sie stirbt bald«, antwortet Lorna leise. Ich sage nichts mehr, nehme den Artikel aber mit.

Als ich an diesem Abend im Bett liege, lese ich Caralines Geschichte. Der Artikel beginnt, *›Caraline wiegt 23 Kilo, glaubt aber immer noch, zuviel Platz zu beanspruchen‹*. Ich zucke zusammen. Das empfinde ich auch – daß ich zuviel Platz beanspruche. Ich lese weiter. Wie ich wurde auch Caraline sexuell mißbraucht. Wie ich fühlte sie sich anschließend schmutzig und schuldig und des Lebens nicht mehr würdig. Ich verspüre eine ungeheure Erleichterung – ich bin nicht allein, jemand anders fühlt genauso wie ich. Dann geschieht etwas. Ich sehe auf ihr Bild, und mein Neid auf ihren abgemagerten Körper schwindet. »Dieses Mädchen sieht richtig *krank* aus«, geht es mir durch den Kopf. Ich lasse die Hände über meinen eigenen knochigen Körper gleiten, und da endlich dämmert es mir, daß ich zu dünn bin. Endlich wird mir klar, daß ich mich für etwas töte, das gar nicht meine Schuld ist.

In diesem Moment kommt Patsy, meine Bettnachbarin, ins Zimmer. Sie ist taubstumm, und wir verständigen uns in Zeichensprache. Sie macht mir ein Zeichen, daß es Zeit ist für meinen Gutenacht-Trunk. Jeden Abend bringt sie mir schwarzen Kaffee mit zwei Tabletten Süßstoff, und jeden Abend bietet sie mir einen Keks an, den ich ablehne. Heute hat sie ein Paket Butterkekse. »Danke«, signalisiere ich ihr und nehme mir drei. Ich esse sie und habe keinerlei Schuldgefühle – ich genieße sie sogar. Ich habe noch immer den Körper einer Magersüchtigen, aber die Kombination aus Lisas Brief und Caralines Artikel hat in meinem Kopf einen Schalter betätigt. Ich fühle mich völlig verändert. Als ich mich zum Schlafen hinlege, durchströmt mich eine völlig ungewohnte Ruhe. »Von jetzt an«, sage ich mir, »wird alles gut werden.«

Es fällt mir schwer, aber ich habe meine Schüssel Haferbrei fast aufgegessen. »Hallo, Mama«, sage ich lächelnd. Sie schaut auf ihrem Weg zur Arbeit kurz bei mir herein und ist überrascht, mich ohne Aufsicht am Tisch sitzen und essen zu sehen. Sie setzt sich zu mir. »Ich werde wirklich wieder gesund«, verkünde ich. »Das ist wunderbar, Claire«, antwortet sie und macht ein mißtrauisches Gesicht. Arme Mama, wie oft mußte sie das schon hören. »Nein, wirklich!« sage ich. »Ich habe beschlossen, eine Gruppe wie die von Lorna zu gründen.«

»Das ist eine gute Idee«, ermuntert sie mich.

Als die Schüssel leer und meine Mutter fort ist, fühle ich mich ein bißchen unwohl. Aber der Drang, gesund zu werden, ist stärker als der Drang, das, was ich gegessen habe, wieder loszuwerden. Ich rede mit Lorna über meine Empfindungen, und meine Ängste verschwinden. Ich bin in der Lage, Mittag- und Abendessen einzunehmen. Die ganze Zeit denke ich darüber nach, wie ich mit meiner Krankheit anderen helfen kann, wie ich ES benutzen kann, anstatt zuzulassen, daß ES mich benutzt.

In den nächsten Wochen nehme ich zu und erobere mir einige Privilegien zurück. Ich darf wieder einkaufen gehen und drei Nächte zu Hause verbringen. Allerdings muß ich zu Hause mein Ernährungsprogramm einhalten; Andy muß sogar ein Formular unterschreiben und versichern, daß ich alles gegessen habe, was ich essen sollte. Nur dreimal in der Woche darf ich Nudeln mit Käse und Käsesandwiches haben; dahinter steht der Gedanke, daß ich mich daran gewöhne, auch andere Dinge zu essen und nicht nur die, bei denen ich mich sicher fühle. Es ist mühsam, und manchmal sitze ich auf dem Küchenboden und raufe mir die Haare. »Das schaffe ich nicht«, denke ich. »Ich fühle mich so dick.« Aber in meinem Kopf gibt es eine lautere Stimme, die sagt: »Du schaffst es«, und meist schaffe ich es tatsächlich.

Es ist Dienstag, der 7. September. Mein Gewicht beträgt jetzt 50 Kilo, und es ist mein wahres Gewicht, kein erschummeltes. Ich wurde heute abend entlassen, muß aber weiterhin zu Ruby gehen und an Lornas Selbsthilfegruppe teilnehmen.

Andy hat mir einen dicken Blumenstrauß gekauft. Ich bin unendlich glücklich. »Ich bin geheilt!« rufe ich jedem zu, der es hören möchte. Zweifel liegt in ihren Gesichtern und macht mich wütend. Etwas in mir möchte gern sagen: »Du glaubst nicht, daß ich gesund werden kann, also gut, dann werde ich es eben nicht.« Ein größerer Teil von mir möchte jedoch gesund werden.

Aber es ist beängstigend, gesund zu werden. Ich habe unter einer Glashaube gelebt, als Zuschauerin, die die Welt um sich herum betrachtet hat; doch nun habe ich das Glas zerbrochen und muß teilhaben. Und das Problem ist, ich weiß nicht wie. 13 Jahre lang war ich ein Bündel aus Obsessionen und Zwängen – die personifizierte Magersucht. Wenn ich keine Magersüchtige mehr bin, wer bin ich dann?

Mit Lornas Hilfe finde ich es heraus. Bisher habe ich mich wegen meines Mißbrauchs so schmutzig und schuldig gefühlt, daß ich glaubte, ich sei es nicht wert, zu leben und Platz zu beanspruchen. Caralines Artikel hat mir bewußt gemacht, daß ich die Wut auf meinen Schänder gegen mich selbst gerichtet habe. Jetzt lerne ich, daß ich nicht anders bin als die anderen – daß ich Raum beanspruche, daß ich mich ernähren muß und daß ich es wert bin. Mein Selbsthaß löst sich langsam auf. Ich will nicht behaupten, daß ich mich mag. Aber ich lerne mich kennen und fange an, mich zu akzeptieren.

Jahrelang hatte meine Krankheit Gewalt über meine Persönlichkeit; jetzt gewinne ich selbst die Oberhand, und mein wahres Ich zeigt sich. Ganz langsam lerne ich, meine Gefühle auszudrücken und sie mit Hilfe meines Körpers zu zeigen – und das ist viel weniger schmerzhaft. Ich beginne, mich für die Dinge um mich herum zu interessieren. Ich höre auf, ständig über Essen und Gewicht zu reden – mir war nie klar, wie sehr mich das beschäftigt hat –, und Menschen, die sonst weggeschaut haben, reden nun mit mir. Mein gesellschaftliches Leben blüht wieder auf, und mein Selbstvertrauen wächst. Ich fange an zu lachen und bin glücklich, ich singe und meine es ernst. »Du warst so krank und zurückgezogen; ständig hast du in die Ferne gestarrt«, erzählt Andrea bei der Arbeit. »Jetzt bist du völlig anders, als hättest du einen Persönlichkeitswandel hinter dir.« Meine Beziehung zu meinen Eltern ist besser geworden. Wir haben weniger »Hast du etwas gegessen?«- und »Bin ich zu dick?«-Gespräche, dafür mehr »Hast du von Herrn und Frau Sowieso um die Ecke gehört?«-Unterhaltungen. Ich habe wieder meine Periode – jetzt können Andy und ich eine Familie gründen.

Natürlich erlebe ich immer noch schlechte Tage, an denen zerstörerische Gedanken wie gierige Tiere durch meinen Kopf schwirren. Ich möchte mich reinigen, und manchmal tue ich es. Der Unterschied ist jedoch, daß ich mich anschließend nicht erregt oder erleichtert fühle, sondern mich ärgere und das Gefühl habe, versagt zu haben. Ich habe genug davon. Ich habe es jahrelang praktiziert, und es hat mich nicht glücklich gemacht – jetzt ist Schluß damit. Und jetzt, da ich existiere, jetzt, da ich ein richtiger Mensch bin, gehe ich und suche mir jemanden, mit dem ich über meine Gefühle reden kann

– denn Lorna hat mir gesagt, daß sie wichtig sind, daß ich wichtig bin. Ich beiße die Zähne zusammen und behalte mein Ziel, anderen zu helfen, fest im Auge. Irgendwie ist es leichter, für jemand anderes gesund zu werden als für mich selbst.

Ganz allmählich scheinen die guten Tage häufiger zu werden, und bald bin ich über mein Zielgewicht hinaus – herrje, ich wiege *57 Kilo*! Lorna erklärt mir, daß sich mein Körper, nachdem er derart abgemagert war, an jede Kalorie klammert. Und daß mein Gewicht wieder sinken und sich stabilisieren wird, sobald mein Körper begreift, daß er nicht mehr verhungern muß. Tatsächlich pendelt es sich bei 55 Kilo ein.

»Ich habe Ihnen so viel zu verdanken«, sage ich zu Lorna. »Ohne Sie hätte ich das nicht geschafft.«

»Claire«, widerspricht sie, »es waren Ihre Willenskraft und die Einsicht in Ihre Krankheit, die Ihnen geholfen haben. Ich könnte die beste Therapeutin der Welt sein; wenn jemand nicht gesund werden möchte, wird er es nicht.« Aber es fällt mir noch schwer, etwas als meinen eigenen Verdienst anzusehen.

Einundzwanzigstes Kapitel

In einer Frauenzeitschrift habe ich gerade wieder einen Artikel über Caraline gelesen. Sie hat einem Interview bereitwillig zugestimmt, weil sie hofft, dadurch andere Menschen vor einem Magersucht-Tod zu bewahren. Ich möchte dieses Mädchen unbedingt kennenlernen – und ihr sagen, was sie für mich bedeutet. Auch wenn ich nicht glaube, daß die Redaktion der Zeitschrift meine Nachricht weiterleiten wird, rufe ich dort an und berichte, daß Caraline geholfen hat, mein Leben zu retten, und es unbedingt erfahren sollte. Die Redakteurin ruft mich zurück und nennt mir Caralines Nachnamen – Neville-Lister – und ihre Adresse. Caraline möchte, daß ich ihr schreibe. Ich kann es kaum glauben. Sofort schreibe ich ihr einen Brief, den ich noch am selben Tag einwerfe.

Caraline schreibt zurück, und schon bald schütten wir uns auf dem Papier gegenseitig unsere Seelen aus. »Gesund zu bleiben ist für mich ein täglicher 24-Stunden-Kampf«, schreibe ich. »Ich verstehe, was Du meinst«, antwortet sie. »Du bist unglaublich tapfer. Ich kann Dich nur bewundern.« Ich erzähle ihr von meinem Traum, eine Selbsthilfegruppe für Menschen mit Eßstörungen zu gründen, und berichte, daß ich mich bereits beim Dachverband zur Bekämpfung von Eßstörungen als offizielle Ansprechpartnerin beworben habe. Caralines Antwort ist voller Ermutigung.

Als unsere Freundschaft enger wird, beginnen wir, miteinander zu telefonieren. Was mich betrifft, ist Caraline voller Hoffnung, nicht jedoch für sich selbst. »Ich wünschte, ich hätte die Möglichkeit gehabt, eine Therapeutin wie Lorna kennenzulernen«, sagt sie. »Jetzt ist es zu spät. Ich werde sterben.« Ich kann das nicht fassen und bin sehr erschüttert. »Bitte, sei um mich nicht traurig«, sagt Caraline mit ihrer zarten, dünnen Mädchenstimme.

Caraline und ich habe beschlossen, uns zu treffen. Ich fahre mit dem Zug nach Brighton, wo sie wohnt.

Dort wartet sie an der Bahnhofsuhr auf mich. Sie ist zierlich, ungefähr ein Meter fünfzig groß, hat pechschwarzes Haar, das sie kurz und gegelt trägt, riesige graublaue Augen und ein breites Lächeln. Sie trägt mehrere Schichten Kleidung übereinander, trotzdem werfen ihr die Passanten schockierte Blicke zu. Caraline ist 29, wiegt aber ungefähr soviel wie eine Fünfjährige. Ich umarme sie behutsam, aus Angst, ich könnte sie zerdrücken.

Wir gehen in ein Café, wo sie mir bei einer Tasse Tee alles über ihr erschütterndes Leben erzählt. Sie war die älteste von sieben Kindern, wurde von ihrem Vater sexuell mißbraucht und von ihrer Mutter körperlich und seelisch mißhandelt. Als ihr Vater ins Gefängnis kam, ließ die Mutter ihren Frust endgültig an den Kindern aus. Sie mußten sich zu sieben eine Dose Gebackene Bohnen teilen, und manchmal nahm die Mutter einen Mundvoll Bohnen, kaute sie, spuckte sie dann auf den Löffel zurück und fütterte die Kinder damit. Sie schlug Caraline und ihre Geschwister mit einer Gürtelschnalle. Nachts wurden sie mit einem Eimer, der als Toilette diente, in ihren Zimmern eingesperrt, und die Kinder waren oft so hungrig, daß sie an den Wachsdecken kauten, die ihnen als Bettdecken dienten. Caraline ersetzte ihrer Schwester und den fünf Brüdern die Mutter; sie ging nicht regelmäßig zur Schule und war ständig mit Putzen, Waschen oder Bügeln beschäftigt. Mit 16 fing sie an, ihre Ernährung zu kontrollieren – es war das einzige in ihrem Leben, das sie kontrollieren konnte.

Sie wurde von einer Spezialklinik in die nächste geschickt, zwangsernährt und zum Essen gezwungen.

»Du kannst den Brief deiner Schwester lesen, wenn du die Kartoffel ißt«, sagte man ihr in einer Einrichtung. In einer anderen hatte sie kein Kopfkissen – sie mußte sich erst eins verdienen, indem sie zunahm. In einem der Krankenhäuser wurde sie sexuell belästigt, und man verbot ihr, sich auf der Not- und Unfallstation sehen zu lassen, weil das Personal ihren Anblick nicht ertragen konnte. Nach zehn Jahren galt sie als ›schwierig‹, ›betrügerisch‹, ›hoffnungslos‹.

Inzwischen hat Caraline das Krankenhaus verlassen; sie lebt nun allein. Sie ißt den ganzen Tag nichts, und gegen fünf Uhr nachmittags ist sie halbverhungert. Dann schaufelt sie Käse, Nudeln, Rührei, Brot, sechs Teller Cornflakes, Kuchen und Vanillepudding in sich hinein. Anschließend übergibt sie sich und nimmt Abführpillen, und wenn sie fertig ist, ist es zwei Uhr nachts. Wenn sie aufwacht, zeigt die Waage nicht den Hauch einer Gewichtsveränderung an.

Sie weiß ganz genau, warum sie das tut. »Als Kind hat mir nie jemand zugehört; jetzt sagt mein abgemagerter und verbrauchter Körper alles. Ich muß an meinem ›Problem‹ festhalten«, sagt sie, »damit mein Leid verständlich und sichtbar bleibt.«

»Verzehren Sie sich danach, schlank zu sein?« schreibe ich in dicken schwarzen Lettern. »Bestimmen die Gedanken an Kalorien, Essen und Ihr Gewicht Ihr ganzes Leben?« Ich entwerfe ein Werbeplakat für meine Selbsthilfegruppe, das Andy im Büro fotokopieren soll. Meinen nächsten freien Tag werde ich nutzen, um die Plakate in der ganzen Stadt aufzuhängen, auf Bussen, an Laternenpfählen, in der Bibliothek, im Bürgerhaus. Das Treffen mit Caraline hat mich noch mehr darin bestärkt, meine eigenen Erfahrungen mit Eßstörungen anderen zugute kommen zu lassen. »Es gibt nicht genügend Lornas, und die Leute sollen erfahren, daß es nicht mehr nur ums Schlankwerden, sondern um sehr viel mehr geht«, findet Caraline. »Die Ärzte müssen von Menschen wie dir lernen – von jemandem, der diese Gefühle kennt und versteht. Sie müssen lernen, daß brutale Behandlungsmethoden einfach nicht funktionieren. Die Ärzte und die Schwestern haben nie auf mich gehört, vielleicht hören sie auf dich.« »Caraline«, verspreche ich ihr, »ich werde sie dazu bringen, auf mich zu hören, und solange ich lebe, wird dein Name in aller Munde sein.«

Ich war in der Kirche, die Veronica regelmäßig besuchte, und habe ihnen von meinem Vorhaben berichtet, eine Selbsthilfegruppe zu gründen. Sie erinnern sich an Veronica und stellen mir gerne einen Raum im Pfarrheim zur Verfügung. »Unsere Selbsthilfegruppe trifft sich am 4. Februar 1994 in der Heiliggeistkirche in Luton«, schreibe ich unten auf mein Plakat und füge noch meine Telefonnummer hinzu. Erst später wird mir klar, daß der 4. Februar der Tag ist, an dem Karen Carpenter gestorben ist.

Jemand vom Verband zur Bekämpfung von Eßstörungen hat angerufen, und ich habe einige Angaben zu meiner Person hingeschickt. Auch wenn man mich nicht als offizielle Ansprechpartnerin akzeptiert – ich werde meine Selbsthilfegruppe trotzdem starten. Heute findet das erste Treffen statt, und ich habe vor, den Ablauf von Lorna zu übernehmen. Ich bin ziemlich aufgeregt – nervös, daß niemand auftauchen könnte, nervös, falls es doch jemand tut. Caraline hat mir einen Glücksbringer geschickt, eine Puppe aus Perlen, die ich in meiner Handtasche mitnehmen werde. Ich bin bei *Radio Rentals,* als eine Dame vom Verband anruft. »Möchten Sie immer noch eine Selbsthilfegruppe gründen?« fragt sie. »Ja«, antworte ich. »Das erste Treffen findet schon heute statt.«

»Na, herzlichen Glückwunsch«, sagt sie. »Sie sind ab sofort eine unserer offiziellen Ansprechpartnerinnen. Wir werden Patienten aus Ihrer Umgebung künftig empfehlen, sich direkt an Sie zu wenden.« Ich gehe auf das Pfarrheim der Heiliggeistkirche zu. Draußen warten zwei Personen. Ich führe sie in den Raum, der uns zur Verfügung steht, und hole tief Luft. »Ich heiße Claire, und letztes Jahr um diese Zeit war ich in psychiatrischer Behandlung, weil ich an Magersucht litt. Ich weiß, was Sie durchmachen und wie wichtig es für Menschen ist zu reden. Ich verspreche Ihnen, daß Sie in den eineinhalb Stunden, die wir jede Woche zusammen verbringen, Verständnis finden werden.«

In der nächsten Woche ruft mich eine Journalistin der Lutoner Sonntagszeitung an. Sie hat meine Plakate gesehen und möchte gern ein Interview mit mir machen. Eine Woche, nachdem ihr Artikel erscheint, melden sich acht Leute in meiner Gruppe, und dann hört das Telefon nicht mehr auf zu klingeln. Ich hetze von einem Termin zum anderen: Ich leite freitags die Selbsthilfegruppe, sitze donnerstags in der Abendschule und büffele für meine Zulassung als Beraterin, nehme abends Anrufe von Kranken entgegen und arbeite ganztags bei *Radio Rentals*! Ich bin mir nicht sicher, ob Andy mein neues Ich gefällt. Er macht einen distanzierten Eindruck und verbringt mehr und mehr Zeit bei seiner Mutter. Er hat mich nur als Magersüchtige gekannt, und manchmal frage ich mich, ob er auch die geheilte Claire liebt.

Caraline hat mich gebeten, noch einmal nach Brighton zu kommen, um sie zu besuchen. »Ich treffe dich an der Bahnhofsuhr, Linda«, sagt sie. Sie hat sich angewöhnt, mich Linda zu nennen, weil sie findet, ich sehe aus wie Linda Nolan. Caraline friert in ihrer weiten schwarzen Strickjacke, einem grauen T-Shirt und schwarzen Leggings, die von Hosenträgern gehalten werden. Ihr Zustand hat sich sehr verschlechtert. Ich bin entsetzt. Ich setze ein tapferes Lächeln auf und umarme sie. Sie ist nur noch ein Häufchen Knochen, ein verhungernder kleiner Spatz.

Es ist seltsam, aber obwohl wir beide nicht gern fotografiert werden, hat jeder eine Kamera mitgebracht. Vielleicht ahnen wir, daß es das letzte Mal ist, daß wir uns treffen. Caraline möchte den Tag außerhalb von Brighton verbringen und führt mich zu einem wartenden Zug. Als sie mühsam hineinklettert, fürchte ich, sie könnte jeden Moment hinfallen. Sie ist so schlapp und wackelig, sie könnte leicht in die Lücke zwischen Zug und Bahnsteig rutschen.

Im Abteil setze ich mich ihr gegenüber; ihr Sitz scheint sie gänzlich zu verschlucken. »Komm, setz dich neben mich, Claire«, bittet sie schwach. Ich gehe zu ihr hinüber und nehme ihre Hand. Sie redet und hat Mühe, die Augen offen zu halten. Plötzlich fallen sie zu, und ihre Hand wird ganz schwer. Ich erstarre. »Oh mein Gott«, schießt es mir durch den Kopf, »sie ist tot!« Ich schaue in ihr Gesicht und denke, »Jetzt sitzen wir in diesem Zug, ich habe keine Ahnung, wohin wir fahren, und sie ist tot!« Gerade will ich den Mund öffnen und um Hilfe rufen, als Caraline sich bewegt. »Mach dir keine Sorgen, ich liebe dich viel zu sehr, um jetzt schon in deinen Armen zu sterben«, sagt sie lächelnd, als habe sie meine Gedanken erraten.

In Lewes, zwei Stationen hinter Brighton, steigen wir aus. Es ist kalt, und wir müssen immer wieder stehenbleiben, damit Caraline durchatmen kann. Wir gehen in einen Pub und bitten Fremde, Fotos von uns zu machen, Arm in Arm und lächelnd. Dann verschwindet mein Lächeln, und ich beginne zu weinen um die Freundin, die ich ganz sicher verlieren werde. »Wein nicht, Claire«, sagt Caraline. »Wir sind uns näher als Freundinnen, näher als Schwestern, und unsere Zuneigung geht über das Grab hinaus. Ich werde immer bei dir sein.« Sie lacht. »Und wenn ich Gott 150.000 DM zahlen muß, ich komme zurück und mache ein paar Bilder oder sonstwas, um dir zu zeigen, daß ich da bin.«

»Wirst du mir einen letzten Wunsch erfüllen?« fragt Caraline auf der Rückfahrt nach Brighton. »Natürlich«, antworte ich. »Ich fühle mich zu schwach, um mein Essen zuzubereiten. Würdest du es für mich tun?« Sie meint das Essen für ihre Freßattacke. Das Mädchen ist in großer Not, ich werde ihr diesen Wunsch nicht abschlagen. Sie führt mich zu ihrem Supermarkt und verschwindet dann in den Gängen. Zunächst mache ich mir keine Sorgen; ich finde einen Minikuchen, auf dem in pinkfarbenem Zuckerguß ›Ewige Freundschaft‹ steht. Ich möchte einen für Caraline kaufen. Ich weiß, daß sie ihn wieder erbrechen wird, wenn sie ihn ißt.

Aber ich möchte gern, daß sie etwas ißt, das mit Liebe zu tun hat. »Wo zum Teufel steckt Caraline eigentlich?« frage ich mich, als ich den Kuchen bezahle. Hektisch beginne ich, den Laden zu durchsuchen. Ich mache mir jetzt Sorgen, habe Angst, Caraline könnte zusammengebrochen sein. Ich renne die Gänge auf und ab, geängstigt wie eine Mutter, deren Kleinkind sich von der Hand losgerissen hat. Dann sehe ich sie in einer der Kassenschlangen stehen und atme erleichtert auf.

»Ich habe etwas für dich«, sage ich zu Caraline und ziehe den kleinen Kuchen hervor. Sie beginnt zu lachen, greift in ihre Einkaufstüte und zieht genau den gleichen Kuchen heraus. »Und der ist für dich!« ruft sie.

In ihrem Appartement lege ich Kartoffeln in den Backofen, fülle Töpfe mit Wasser, um Nudeln zu kochen, schneide einen ganzen Laib frisches Brot auf, reibe zwei große Stücke Käse und öffne alle Dosen.

»Ich habe noch etwas für dich«, verkündet Caraline, als sie in die Küche kommt. Sie hält etwas unter ihrer Jacke versteckt. »Drück mal«, sagt sie und zeigt auf etwas in ihrer Armbeuge. Ich drücke und höre ein zartes »Miau!« »Wie um alles in der Welt soll ich ein kleines Kätzchen im Zug mit nach Hause nehmen?« überlege ich, als Caraline plötzlich lacht und eine weiße Spielzeugkatze zum Vorschein zieht. »Die möchte ich dir gern schenken«, sagt sie. »Sie heißt Bess. Und du sollst Boots, meinen Teddybär, bekommen und meine Waage.« Sie weiß, daß sie das alles nicht mehr brauchen wird. Außerdem schenkt sie mir ein Buch über Magersucht, dessen Seiten mit ihren frechen Kommentaren bekritzelt sind.

Es ist viertel nach fünf. Ich muß gehen. »Ich begleite

dich bis zum Süßwarenladen, Linda«, sagt Caraline. Vor dem Geschäft umarmen wir uns. Ich lege meine Arme um sie, und sie kuschelt sich hinein wie ein kleines Baby. »Ich liebe dich, Caraline«, sage ich. »Ich liebe dich auch«, antwortet sie. Es fällt uns schwer, uns zu verabschieden, denn wir wissen beide, daß es ein endgültiger Abschied ist. Dann dreht sie sich um und geht in den Süßwarenladen, um sich Schokolade für ihre Freßorgie zu kaufen.

Im Zug schaue ich in die Tüte, die mit Caralines Leben gefüllt ist, und auf den kleinen Kuchen, den sie mir geschenkt hat, und weine während der ganzen Rückfahrt.

»Du darfst das nicht tun«, sage ich an diesem Abend zu Caraline am Telefon. »Du darfst nicht einfach sterben. Ich möchte dich bei mir haben.«

»Claire«, antwortet sie leise. »Du mußt mich gehen lassen.«

»Ich kann nicht, Caraline. Bitte, ich möchte nicht, daß du stirbst«, schluchze ich. »Wenn ich dich vor zwei Jahren kennengelernt hätte, hättest du mir sicher helfen können. Du hast mir auch geholfen, aber es war schon zu spät«, sagt sie. »Es muß doch nicht sein«, flehe ich. »Claire, du mußt mich gehen lassen«, wiederholt sie. »Ich weiß«, flüstere ich. »Ich weiß.«

Zwei Wochen später blinkt der Anrufbeantworter. Andy ist zum Abendessen zu seiner Mutter gegangen. Ich streife meine Schuhe ab und drücke auf den Knopf. »Claire«, sagt der scheppernde Automat. »Hier ist Judy, Caralines Freundin.« Ich erstarre. »Sei nicht allzu traurig«, fährt sie fort. »Caraline ist friedlich erlöst worden.«

»Caraline! Caraline!« Ich renne durchs Haus und

brülle ihren Namen. Ich wußte, daß es passieren würde, aber ich kann es trotzdem nicht ertragen. »Caraline! Warum mußtest du mich verlassen?« weine ich. Als Andy nach Hause kommt, bin ich nur noch ein schluchzendes Häufchen Elend, und er kann nichts tun, um mich zu trösten.

»Warum mußtest du sterben? Du warst doch so ein schönes Mädchen – ich hätte sterben sollen, nicht du«, jammere ich gegen die Wände. Ich kann nicht arbeiten, kann nicht zur Selbsthilfegruppe gehen, kann nicht schlafen, kann nicht essen. Allmählich verliere ich die Gewalt über mich. Ich nehme wieder Abführtabletten. In einer Woche nehme ich 18 Pfund ab. Ich laufe Gefahr, alles zu verlieren, aber es ist mir egal. Ich habe Caraline angebetet; ohne sie zu sein, ist entsetzlich.

Drei Wochen nach Caralines Tod finde ich einen Brief auf der Fußmatte. Die Handschrift auf dem Umschlag sieht aus wie die von Caraline. Ich reiße ihn auf und finde darin ein liniertes Din-A4-Blatt. ›Liebe Linda Nolan – ich meine Claire‹, steht dort. Es ist eine kurze Notiz, ohne Datum und Unterschrift, aber zweifellos von Caraline. Sie bezieht sich auf unsere letzte Begegnung und schließt mit den Worten: ›Bitte, Claire, bitte sei mein Sprachrohr, laß mich nicht umsonst gestorben sein.‹ Ich schaue auf den Poststempel auf dem Umschlag, er ist verschmiert und unlesbar. Ich lache laut. »Okay, Süße«, sage ich. »Ich habe verstanden: Ich werde dich nicht allein lassen!«

Nachwort

In Erinnerung an meine Freundin habe ich meine Selbsthilfegruppe ›Caraline‹ genannt. Nach meiner Zulassung zur Beraterin begann ich mit der Therapie von Magersüchtigen, Bulimikerinnen und zwanghaft Übergewichtigen; und im September 1994 verlieh mir Ihre Hoheit, die Prinzessin Michael von Kent, den ›Whitbread Young Volunteer of the Year Award‹ für mein soziales Engagement. Ich war im Fernsehen, wurde landesweit von Zeitungs- und Rundfunkjournalisten interviewt und habe im St. George's Hospital in London einen Vortrag vor Psychiatern gehalten.

Im April 1995 wurde ›Caraline‹ vom Bedfordshire Health und vom Bedfordshire County Council Zuschüsse gewährt, und das Unternehmen begann zu wachsen. Ich konnte meinen Job bei *Radio Rentals* aufgeben, um mich ganz und gar um meine Selbsthilfegruppe und die Beratung zu kümmern. Unsere Patienten entstammen allen Altersklassen; kleine Kinder gehören ebenso dazu wie Männer. Es ist unsere Absicht, Betroffene aus unserer Umgebung zu beraten; eine Einweisung ins Krankenhaus versuchen wir zu vermeiden. Wir haben von Menschen erfahren, die ihre Privathäuser mit Hypotheken belastet haben, um ihre kranken Angehörigen in teure Privatkliniken im In- und Ausland zu schicken. Zur Zeit kostet es uns weniger als 30 DM, einen Patienten zu behandeln. Wir bieten eine wöchentliche Selbsthilfegruppe an, Einzelberatung und spezielle Ernährungspläne. Einmal im Monat findet ein Treffen für die Angehörigen statt, bei dem wir ihnen, ohne das Therapiegeheimnis zu verletzen, Hilfe und Beratung für zu Hause anbieten. Sowohl Angehörige als auch Patienten haben rund um die Uhr die Möglichkeit, sich telefonisch Rat zu holen.

Es besteht die weitverbreitete falsche Annahme, Magersucht oder Anorexie sei bloß eine Diät, die außer Kontrolle geraten sei. Eßstörungen haben nichts mit Schlankheitswahn zu tun; sie sind vielmehr die Symptome für Streß, tiefgreifende emotionale Schäden oder psychologische Probleme. Etwa ein Drittel der Betroffenen wurde sexuell mißbraucht, andere sind häufig körperlich oder geistig mißhandelt worden. Eßstörungen können auf den Bruch einer Familie durch Scheidung oder Tod zurückzuführen sein, auf das Zerbrechen einer Beziehung, auf einen sexuellen Konflikt, auf Mobbing am Arbeitsplatz oder Leistungsdruck. Die Presse schreibt häufig über den verheerenden Einfluß ausgehungerter Models auf junge Mädchen. Ich persönlich glaube nicht, daß der Anblick von Fotos mit dünnen Frauen zu Eßstörungen führen kann – ich vermute eher, daß andere Faktoren maßgeblich sind. Andererseits glaube ich auch nicht, daß die Abbildung von Frauen in den Medien sehr nützlich ist. Filmstars wie Kate Winslet erklären, wie sie von Filmproduzenten dazu gezwungen wurden, abzunehmen, obwohl sie nicht übergewichtig waren. In der Welt der Models werden Frauen, die atemberaubend dünn sind, in der Regel normalgewichtigen Frauen vorgezogen. Die Botschaft lautet: Dünnsein bedeutet Glück und Erfolg. Menschen mit wenig Selbstvertrauen könnten glauben, die Lösung für ihre Probleme läge darin, die Frauen zu kopieren, die ihnen als Ideale vorgeführt werden.

Je früher eine Eßstörung behandelt wird, desto besser sind die Heilungschancen, deshalb schult ›Caraline‹ Ärzte, Krankenschwestern, Sozialarbeiter und Lehrer. Ich habe das Versprechen gehalten, das ich meiner Freundin gegeben habe – die Fachwelt horcht auf und kennt ihren Namen. Statistiken zufolge sterben zehn Prozent der von Eßstörungen Betroffenen entweder an den Folgen der Unterernährung oder durch Selbstmord. Seit ›Caraline‹ existiert, haben wir unter unseren Patienten nicht einen einzigen Sterbefall zu beklagen.

1996 erlangte ›Caraline‹ den Status einer Wohltätigkeitseinrichtung und erhielt Subventionen der *National Lottery Charities Board*. Zu den Schirmherren der Einrichtung gehören Claire Rayner, OBE (Officer of the British Empire), Cleo Laine OBE, Diane Youdale, Derek Prag (ehemaliges Mitglied des Europaparlaments), Dr. Roger Hood (Direktor bei KPMG Management Consultants) und niemand anders als Dr. Robin Pinto, der mich in der Faringdon-Klinik betreut hat.

Unser Hilfsangebot ist im Augenblick auf das Gebiet von Bedfordshire beschränkt, aber wir bekommen Anrufe aus ganz Großbritannien, aus Europa und Amerika. Es ist mein Traum, aus ›Caraline‹ eine nationale, vielleicht sogar internationale Hilfsorganisation zu machen.

Noch etwas Persönliches: Leider hat meine Ehe mit Andy nicht gehalten. Im Sommer 1995 habe ich wegen des sexuellen Mißbrauchs, der mein Leben derart zerstört hat, mit einer Therapie begonnen. Dank der unermüdlichen Hilfe meiner wunderbaren Therapeutin Brenda Isles werde ich endlich die Tür zu diesem Kapitel meines Lebens schließen können. Ich müßte lügen, würde ich behaupten, ich hätte nicht den einen oder anderen magersüchtigen Gedanken; aber ich verstehe nun, woher diese Gedanken kommen und wie ich damit umgehen muß. Als ich ›Caraline‹ anfangs gegründet habe, wollte ich mich für andere Menschen gesund gehalten; jetzt kann ich ehrlich behaupten, es für mich selbst zu tun.

Claire Beeken 1997

Wenn Sie Kontakt mit ›Caraline‹ aufnehmen möchten, wählen Sie bitte unsere Telefonnummer:
00 44-15 82-45 74 74
oder schreiben uns an folgende Adresse:
›Caraline‹
25 A Upper George Street
Luton-Bedfordshire
LU1 2RD

Adressen, wo Betroffene und ihre Angehörigen Hilfe finden können

ANAD – Psychosoziale Beratungsstelle
bei Eßstörungen e.V.
Rottmannstr. 5
80333 München
Tel. 0 89-5 23 66 33

Aktionskreis für Eß- und Magersucht
»Cinderella« e.V.
Westendstr. 35
80339 München
Tel. 0 89-50 21 12

Frankfurter Zentrum für Eßstörungen e. V.
Hansaallee 18
60322 Frankfurt
Tel. 0 69-97 68 03-0

Richtig Essen – Gesellschaft für Ernährungsberatung
Heinrich-Böll-Ring 10
53119 Bonn
Tel. 02 28-9 83 63 63

Bundeszentrale für gesundheitliche Aufklärung
Ostmerheimer Str. 220
51109 Köln
Tel. 02 21-89 92-0

Die Brücke – Beratungs- und Therapiezentrum e.V.
Schröderstiftweg 6
20146 Hamburg
Tel. 0 40-4 50 44 83

Textauszug aus:

Vera Tomsche

MEINE HUNGERNDE SEELE

BASTEI-LÜBBE-TASCHENBUCH
Band 61400

Ich fühlte, daß es Herbst wurde, und schloß den Kragen meines Trenchcoats. Die Stimmen der Kinder, die sich auf den Stufen vor der Kathedrale von Sacré Cœur zu akrobatischen Mutproben mit ihren Skateboards anfeuerten, verklangen hohl im nebligen Nachmittag.

Jean-Claude schwieg. So still hatte ich ihn nur einmal erlebt, an jenem Abend in New York, als bei einer Kunstauktion jemand »seinen« Brancusi ersteigert hatte, jenes Objekt des rumänischen Bildhauers, für dessen Erwerb er so hart gearbeitet hatte.

»Und das geht schon so, seit du bei mir bist?« Er zog an seiner Zigarette, ohne den Blick von seinen Schuhspitzen zu heben. Mit meiner Offenheit hatte ich ihn überrascht. Doch es schien ihm zu imponieren, mit welch klaren Worten ich über meinen Rückfall sprach. Seine Reaktion war positiver, als ich erwartet hatte.

In den vergangenen Wochen hatte ich häufig gereizt reagiert, und Jean-Claude erklärte sich meine Launen damit, daß ich kaum Folgeaufträge von den Magazinen bekam, für die ich schreiben wollte. Das stimmte, doch es war nur die halbe Wahrheit. Seit ich Jean-Claude vor drei Monaten von New York nach Paris gefolgt war, hatte ich heimlich mehrere Heißhungeranfälle gehabt. Ich mußte mir eingestehen, daß ich immer noch süchtig war.

»Wann hat das alles begonnen, ich meine mit dieser Bulimie?« Jean-Claude wirkte etwas ratlos und unbeholfen.

Wie erklärt man einem Außenstehenden die hemmungslose Gier nach Essen und die panische Angst davor, dick zu werden. Die zur fixen Idee gewordene Sehnsucht nach einem schönen, schlanken Körper, jene unzähligen schweißtreibenden Gymnastikstunden und dann wieder die Momente, in denen man wie ein Industriestaubsauger Torten, süße Kekse, pikantes Olivenmus und Berge von Pasta in sich hineinschlingt – um sie umgehend wieder auszukotzen, heilfroh, dem Körper ein Schnippchen geschlagen zu haben, der so schnell kaum eine Kalorie der Nahrung hat aufnehmen können? Wie sollte ich Jean-Claude vermitteln, was es bedeutet, *zwanghaft* Diäten zu machen?

»Angefangen hat alles mit einer Joghurtdiät, als ich ungefähr zwölf Jahre alt war.«

Jean-Claude zog den rechten Mundwinkel nach oben, sein Zeichen, daß er verstand. Er lebte selbst manchmal nach einer Diät. Auch viele seiner Bekannten hielten sich ab und zu etwas zurück.

Ich löste die Hände vom Riemen meiner Umhängetasche und legte sie in meinen Schoß. Vor uns, auf der Rue Cardinal Dubois, rollten die Autos vorüber. Jean-Claude lehnte sich zurück und sah den Kindern zu; ein Junge mit Rollerblades übersprang ein Hindernis. Wo liegt also ihr Problem? meinte ich, ihn denken zu hören. Ich begann zu erzählen. Jean-Claude hörte schweigend zu. Nur einmal unterbrach er mich, als ich beschrieb, daß ich an manchen Tagen bis zu acht Freßanfälle gehabt hatte.

»Wie schaffst du das? Ohne zuzunehmen?«

»Indem ich kotze.« Er verstand also doch nicht. Oder er hörte nicht zu. Ich wußte plötzlich nicht mehr, ob er mich überhaupt ernstnahm.

»Du erzählst von Stimmen, die dich zwingen zu essen,

du sagst, du bist am Ende – bislang habe ich dich immer als eine Frau erlebt, die alles im Griff hat.«

»Hör mir zu, Jean-Claude.« Meine Stimme klang brüchig. »Ich bin nicht am Ende. Aber ich will so nicht weiterleben.«

Er würde mich für pervers halten. Er würde, wenn ich weiterredete, alles in Zweifel ziehen, mich, unsere Liebe. Es würde ihn verletzen zu hören, daß ich während seiner Vernissagen nicht auf die Bilder geachtet hatte, sondern darauf, daß niemand sah, wieviele Häppchen ich verdrückte. Daß ich bei der anschließenden Feier im Restaurant zuerst zur Toilette geeilt war, um mich zu übergeben. Und wenn ich ihm erzählte, wie sehr ich meinen Körper haßte, meinen fetten, ekelhaften Leib, würde er fragen, wie ich es ertrug, wenn er genau diesen Körper liebkoste. Ich würde auf diese Frage keine Antworten wissen.

Ich band mein Kopftuch um, im Nacken geknotet. Jean-Claude lächelte; er liebte es, mich so zu sehen. Wenn wir versuchten zu diskutieren, endete das oft mit Mißverständnissen und Verstimmtheit auf beiden Seiten. Jean-Claude verlangte nach Fakten, um zu begreifen. Nach nüchternen Beschreibungen, die ich selten geben konnte. In mir herrschte immer ein Gefühlschaos, ich deutete eher an, blieb vage. Verlangte er dann weiterhin klare Aussagen, verletzte mich seine Schroffheit. Am Ende warf mir Jean-Claude in der Regel vor, ich würde ihn oder andere für meine Probleme verantwortlich machen.

Ich fand es sehr mutig von mir, das Wort »Bulimie« diesmal überhaupt ausgesprochen zu haben. Ich wollte mich mitteilen, wollte, daß er verstand. Ich wollte ihn einweihen, ihn einladen in meine bulimische Welt mit ihren Freßanfällen und den Aufenthalten auf der Toilette.

Jean-Claude berührte meinen Arm. Er zog mich zu sich

hoch und führte mich die Treppen hinunter zu seinem Wagen.

»Ich habe den Kindern versprochen, sie heute noch zu besuchen. Am Wochenende werde ich keine Zeit haben – die Vorbereitungen für die neue Ausstellung sind aufwendig.«

Ich erhob mich, nickte und verstand. Wie immer. Das war unser stillschweigendes Übereinkommen.

Das Tier in mir lächelt nie. Es kennt kein Maß. Ein Brot. Ein Glas Marmelade. Es treibt zur Eile. Das Tier fordert sein Recht und will mehr.

Krümel auf dem Tisch. Lasagne. Zwei Brioche. Ein Stück Weichkäse, eingetunkt in orientalische Sauce. Ein Glas Abführtee. Der Magen bläht sich auf. Er ist ein Müllschlucker, ein Vakuum. Auf englisch heißt Staubsauger vacuum cleaner.

Sahne im Mundwinkel. Sanft rinnt sie hinab. Einbreien. Man muß alles einbreien, dann läßt sich der Mus besser auskotzen. Gleitet besser beim Hochwürgen. Pasta – Pasta eignet sich gut, und Sahne, und Butterbrot. Croissants. Ganz Paris ist voller Croissants. Vom ersten Moment an hatte ich in meinem Kopf ein Netz von Bäckereien errichtet. Bulimikerinnen denken strategisch.

Das asiatische Delikatessengeschäft an der Ecke. Immer freundlich, diese Menschen. Wundern sich nie über die Mengen von Glückskeksen, die diese Frau kauft. Lächeln bloß.

Sahne tropft. Die Torte ist weg, der Hunger lärmt. Hunger. Ein nicht zu füllendes Loch in meiner Seele.

Band 61411

Sabine Sinjen

WENN DER VORHANG FÄLLT

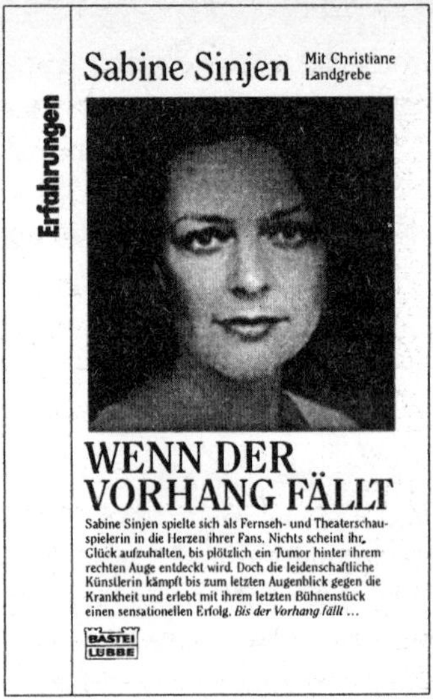

Sabine Sinjen wurde durch ihre außergewöhnliche Schönheit und Anmut sowie ihr schauspielerisches Talent der unumstrittene Liebling eines begeisterten Kino-, Fernseh- und Theaterpublikums. Als sie heiratet und Mutter wird, scheint nichts ihr Glück trüben zu können. Doch plötzlich wird ein Tumor hinter ihrem rechten Auge entdeckt, und die Künstlerin muß sich mehreren schweren Operationen unterziehen. Sie zerbricht fast an der schrecklichen Wahrheit, aber dann siegt ihr Mut und Lebenswille. Sie nimmt, unterstützt von ihrer Familie, den Kampf mit der tödlichen Krankheit auf, beginnt wieder zu arbeiten und entdeckt für sich neue, unbekannte Seiten ihres Berufs. Mit der Verkörperung der Frau in *Die geliebte Stimme,* ihrer letzten Bühnenrolle, gelingt ihr ein absolut sensationeller Erfolg.

BASTEI LÜBBE